Guía para el docente y solucionarios

Transporte sanitario

ic editorial

Editado por: IC Editorial
c/ Cueva de Viera, 2, Local 3
Centro Negocios CADI
29200 Antequera (Málaga)
Teléfono: 952 70 60 04
Fax: 952 84 55 03
Correo electrónico: iceditorial@iceditorial.com
Internet: www.iceditorial.com

Guía para el docente y solucionarios:
Transporte sanitario

1ª Edición

IC Editorial ha puesto el máximo empeño en ofrecer una información completa y precisa. Sin embargo, no asume ninguna responsabilidad derivada de su uso, ni tampoco la violación de patentes ni otros derechos de terceras partes que pudieran ocurrir. Mediante esta publicación se pretende proporcionar unos conocimientos precisos y acreditados sobre el tema tratado. Su venta no supone para IC Editorial ninguna forma de asistencia legal, administrativa ni de ningún otro tipo.

ISBN: 979-13-7027-096-4
Depósito Legal: MA 1983-2025

Impresión: PODiPrint
Impreso en Andalucía - España

Índice

Bloque 1
Guía para el docente: técnicas de enseñanza y aprendizaje

Contenido

1. Introducción

El presente capítulo está destinado a ofrecer al cuerpo docente responsable de la enseñanza del programa de cualificaciones profesionales y certificados de profesionalidad, una guía metodológica para obtener el máximo rendimiento de los contenidos formativos que han sido desarrollados para el presente título.

La mejora de las habilidades comunicativas y la aplicación de una metodología contrastada de enseñanza, aprendizaje y evaluación permitirá transmitir el conocimiento y adquirir el programa formativo de la forma más efectiva y práctica posible.

Estudiaremos cuáles son los principales elementos que forman parte de la comunicación profesor-alumno, a través de una cuidada selección de sistemas de planificación de estrategias didácticas, así como la utilización de medios y recursos didácticos.

La integración de todas las actividades planificadas alrededor de un plan de formación adaptado e individualizado, aumentará además la satisfacción del alumnado por la utilización de un sistema no lineal e interactivo que se retroalimenta gracias a la relación establecida entre la propia metodología y los actores que forman parte de la enseñanza.

2. El programa de formación

Una de las claves del éxito de la mayoría de las actividades que se realizan en general, y concretamente en la formación, es la **programación.** Es necesaria la programación de las acciones formativas, para que así se pueda alcanzar el objetivo final, es decir, que el alumno obtenga una buena capacitación y adquiera nuevos conocimientos en su repertorio y que, después, sea capaz de emplearlos en su trabajo.

2.1. Definición de programación

Cuando se habla de **programación,** se pueden encontrar multitud de definiciones. Para sintetizar, se podría definir como la actividad de enunciar lo que se quiere hacer (objetivos, contenidos, métodos, temporalización, medios y recursos didácticos y evaluación).

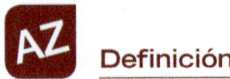 Definición

Programación
Es un plan donde se establecen las acciones que se van a realizar en un proceso de enseñanza-aprendizaje, por medio de un formador o un equipo.

A continuación, se va a describir una serie de características que tiene que tener una programación didáctica:

- Dinámica. Una programación no es estática ni está acabada, siempre está en constante revisión, de ahí su dinamismo. Además va cambiando o evolucionando según los resultados de la evaluación continua que se va realizando durante la ejecución de la acción.
- Flexible. Esta característica permite que se puedan hacer cambios, ampliaciones, reducciones y actualizaciones de los contenidos y actividades programadas, según las necesidades que se observen.
- Creativa. La programación como es un diseño propio y exclusivo, exige creatividad y originalidad. El docente es el que decide sobre el quehacer en el aula teniendo en cuenta las características del grupo, las necesidades que se pretenden satisfacer y las propias posibilidades.
- Prospectiva. La programación consiste en hacer un pronóstico de la interacción que se va a producir en el aula.

- Sistemática. La programación es un proceso sistematizador que da coherencia a la acción formativa, ya que tiene en cuenta todos los elementos (objetivos, contenidos, métodos, temporalización, medios y recursos pedagógicos y evaluación) que intervienen en el acto educativo y analiza sus relaciones.
- Integradora. Permite integrar elementos de cualificación técnico-profesionales con elementos de cualificación personal de alumnado.
- Funcional. Toda programación debe basarse en el perfil profesional de la ocupación y estructurar los contenidos formativos que proporcionan las competencias de ésta.

2.2. Elementos de la programación

Antes de empezar cualquier programación formativa, es necesario tener en cuenta los datos obtenidos del análisis de la ocupación y del grupo al que se dirige la acción formativa. A partir de esta información, se determinan los elementos que van a conformar la programación.

Cuando se realiza la programación de un curso, hay que plantearse previamente las siguientes preguntas:

1. ¿Qué quiero conseguir con la formación?	**OBJETIVOS**
2. ¿Qué conocimientos deben asimilar los alumnos para alcanzar los objetivos propuestos?	**CONTENIDOS DEL CURSO**
3. ¿Cómo trabajamos en el aula? ¿Qué actividades son las que realizamos?	**MÉTODOS DE ENSEÑANZA**
4. ¿Cuánto tiempo tengo y cuánto dedico a cada módulo?	**TEMPORALIZACIÓN**
5. ¿Qué medios y recursos didácticos se necesitan para poder llevar a cabo esas actividades?	**MEDIOS Y RECURSOS DIDÁCTICOS**
6. ¿Cómo sabemos que se ha producido el aprendizaje?	**EVALUACIÓN**

3. Factores determinantes de la efectividad de la comunicación en el proceso de enseñanza-aprendizaje

En toda comunicación que se produzca en el proceso de enseñanza-aprendizaje, existen factores determinantes que obstaculizan o refuerzan este proceso.

3.1. Obstáculos de la comunicación

Relacionados con el emisor

- No expresar de forma clara qué mensaje se quiere transmitir.
- Comentar algo a lo largo de la explicación que no sea lo correcto y pueda resultar desagradable.
- Cambiar el tema de conversación.
- Desviarse del tema que se está tratando.
- No mirar al receptor cuando se quiere expresar algo.
- No estar atento a las señales que emite el receptor.
- Expresar alguna idea a través de los gestos que no se corresponda con la idea a comunicar.

Relacionados con el receptor

- No comprender las ideas que quiere expresar el emisor.
- No pedir explicación al emisor de aquella información que no le haya quedado clara.
- Interrumpir al emisor cuando está hablando.
- Captar algo diferente a lo que el emisor desea transmitir.

Relacionados con el mensaje

- Mensaje confuso.
- Mensaje muy corto.
- Mensaje muy extenso.
- Abuso de muletillas.
- Utilización de frases sin terminar.
- Dar "rodeos" para decir la idea principal.

Relacionados con el contexto

- No ser el momento adecuado para transmitir algo.
- No saber escoger el lugar oportuno.
- La presencia de ruidos y de interferencias.
- No pensar en las personas que están cerca.

Relacionados con el código

- No utilizar el mismo código que la persona con la que se habla o a la que se escucha.
- No adaptar el vocabulario a la situación o a la persona con la que se conversa.
- Utilizar el doble sentido.

3.2. Sugerencias para el mejor funcionamiento de la comunicación

Emisor

- Acostumbrarse a planificar la comunicación.
- Concretar visiblemente los objetivos.
- Buscar la retroalimentación en la comunicación.
- No tratar de impresionar al receptor.

Mensaje

- Que sea claramente entendido por el receptor.
- Que la terminología usada sea de referencia común.
- Que reclame la atención y el interés del alumnado.
- Que sea sencillo de interpretar.
- Que su contenido sea adecuado y convincente.
- Que produzca el máximo efecto posible.

Canal

- Que sea el más apropiado al grupo al que se dirige, al contenido del mensaje y al objetivo que persigue el formador.
- Que sea el que cause mayor impacto en el receptor.
- Que sea el más eficaz.
- Que sea el que mejor domine el formador.

4. La comunicación verbal y no verbal en el proceso instructivo

Los medios de comunicación pueden agruparse en dos grandes bloques: los **medios verbales,** que son aquellos que usan la lengua como código compartido; y los **medios no verbales,** que son los que se fundamentan en otros códigos simbólicos. A su vez, dentro de los medios verbales, están el medio escrito y el medio oral.

Cada uno de estos medios tiene sus ventajas y sus inconvenientes, por lo que la selección del medio deberá tener en cuenta las circunstancias y características que en cada caso presenta el comunicador, la audiencia y el mensaje que se ha de transmitir.

4.1. Los medios verbales

La comunicación verbal

La comunicación verbal se utiliza para comunicar ideas o dar información, opiniones, expresar o describir sentimientos, etc. Sirve de vehículo a los contenidos explícitos del mensaje. Para garantizar la efectividad de la comunicación, es necesario que el mensaje se presente de forma descriptiva y operativa, pero siempre teniendo muy en cuenta el código común del grupo al que va dirigida esta comunicación.

Un uso correcto del lenguaje oral ayuda a acercarse más a los alumnos. Los principales aspectos a considerar son los que aparecen a continuación.

Construcciones gramaticales

El objetivo será transmitir el mensaje de la manera más clara posible. Se deben evitar los giros rebuscados, la sintaxis complicada y las metáforas. En las explicaciones y conversaciones debe primar el contenido sobre la forma.

Vocabulario

Es importante saber qué palabras van a expresar mejor los conceptos que se desean transmitir y las que pueden ser comprendidas mejor por los alumnos. El análisis previo de los alumnos ayuda a saber qué términos técnicos se pueden utilizar sin problemas, cuáles se tienen que explicar y cuáles se deben evitar.

En general, siempre hay que mantenerse dentro de un lenguaje formal, evitando los vocablos demasiado coloquiales, las palabras extranjeras, las referencias académicas y expresiones de carácter religioso, político, deportivo o cultural, que pueden resultar agresivas para los alumnos.

Ejemplos

Los conceptos abstractos que pueden aparecer y que dificultan la adquisición de los contenidos, tienen que ser expresados mediante las explicaciones del formador, siempre apoyándose en la visualización.

La comunicación escrita

La comunicación escrita posee un carácter más veraz que la oral. La interacción que tiene lugar entre el emisor y el receptor no es inmediata, en algunas ocasiones no llega a producirse jamás. Este tipo de comunicación ofrece más oportunidades expresivas y mayor complejidad gramatical, sintáctica y léxica. También hay que tener en cuenta que a veces dificulta la expresión y/o puede no proporcionar *feedback* de manera inmediata.

4.2. Los medios no verbales

Al igual que las palabras, los elementos de la comunicación no verbal son signos que representan una idea (se excluyen todos los signos lingüísticos).

A diferencia de la comunicación verbal, su función no se centra sólo en la transmisión de contenido, sino que traspasa esa frontera para expresar también las emociones del emisor, controlar la interacción y proporcionar *feedback* del efecto que el mensaje produce en el receptor. Todas estas funciones son muy útiles para el formador, tanto en su tarea de transmisor de conocimientos como en la tarea de motivar y dirigir al grupo.

A continuación, se detallan las diferentes categorías en las que se agrupan los elementos de la comunicación no verbal.

Kinesia

Posturas

Una de las primeras cosas que el formador debe transmitir a sus alumnos es confianza y seguridad, lo que puede conseguirse a través de una postura erguida (sin llegar a ser arrogante), de pie, apoyándose sobre los dos pies y manteniendo la cabeza alta.

Esta postura es útil, especialmente durante la presentación del curso, porque ayuda a relajar el cuerpo, a facilitar la respiración y a controlar las muestras de nerviosismo, al tener un buen apoyo en el suelo.

A medida que avanza el curso, se pueden adoptar otras posturas que faciliten el descanso (apoyarse), el acercamiento (echar el cuerpo hacia delante) o que resten protagonismo (sentarse).

Gestos

Los gestos son un buen aliado del formador, excepto cuando éste se siente incómodo o nervioso. Gestos de carácter adaptador, como rascarse o colocarse la ropa, pueden delatar su estado emocional.

La mayoría de los gestos cumplen la función de reforzar el mensaje verbal (ilustradores), aunque existen otros cuya función es regular las intervenciones cuando se dirige una discusión de grupo.

Expresiones faciales

Las expresiones de la cara transmiten las emociones y permiten obtener fácilmente una respuesta del alumno.

Una expresión facial agradable, como una sonrisa no forzada, facilita la creación de un ambiente relajado en el aula. Una sonrisa puede ser muy útil también para romper la tensión que inevitablemente surge en algunas sesiones.

Mirada

La mirada, junto con la postura, es uno de los mejores métodos para transmitir confianza (en momentos de nerviosismo se tiende a apartar la vista) y para captar la atención de los alumnos.

Mientras el formador habla debe mantener la mirada sobre los alumnos la mayor parte del tiempo, mirándolos el tiempo suficiente como para que se sientan atendidos pero no incómodos. También se puede utilizar la mirada durante las discusiones de grupo, con una función reguladora de las distintas intervenciones.

Desplazamientos

Realizar desplazamientos en el aula capta la atención del alumnado, además de facilitar el contacto visual. Hay que procurar que no sean repetitivos o bruscos (pasear cerca de los alumnos), y cambiar de un recurso a otro (ir de la pizarra al retroproyector), etc.

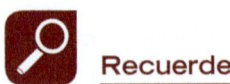

Recuerde

Los recursos no verbales que estudia la Kinesia son:

I Posturas.
I Gestos.
I Expresiones faciales.
I Mirada.
I Desplazamientos.

Estos recursos pueden utilizarse tanto para reforzar lo que se expresa mediante la comunicación verbal como para sustituirlo.

Proxémica

El aspecto de la proxémica que más interesa es la proximidad física entre los individuos, ya que los alumnos pueden sentirse violentos si el formador se aproxima excesivamente a ellos o, por el contrario, verle distante si no se acerca.

Se debe prestar atención a este aspecto, tanto durante las intervenciones como al distribuir el espacio del aula que se va a emplear, evitando siempre que los asientos estén demasiado juntos o demasiado separados.

Paralingüística

Para captar la atención del público, los oradores suelen hacer uso de determinados aspectos como el tono de voz o las pausas, que en algunos casos pueden parecer exagerados.

El formador, aunque emplee el método de la lección magistral, no es un orador y, por tanto, no debe prestar especial atención a estos aspectos, excepto cuando le plantean algún problema, debido a la ansiedad, al cansancio o a un mal estado de salud. Practicar en voz alta y realizar grabaciones durante la fase de preparación puede ayudar a vencer estas dificultades.

Volumen

Aunque el aula sea pequeña, se tiene que realizar el esfuerzo de hablar lo suficientemente alto para que todos los alumnos oigan las explicaciones y, a la vez, transmitir confianza. En general, el volumen se ajustará instintivamente cuando se compruebe dónde se sitúa la persona que se encuentra más alejada.

Entonación

El problema más frecuente, especialmente si se está cansado, es la monotonía, que no contribuye a captar la atención ni a motivar a los alumnos.

El interés que el formador muestre por el tema y una correcta preparación le hará destacar los puntos clave y jugar con la entonación de una forma adecuada a lo largo de toda la exposición.

Pronunciación

Los problemas se presentan especialmente cuando se está nervioso o se habla demasiado rápido. Se debe hacer un esfuerzo por articular todas las palabras de manera limpia y clara, abriendo la boca lo suficiente para pronunciar correctamente las sílabas, consonantes y vocales.

Velocidad

Una velocidad correcta puede ayudar a resolver problemas de pronunciación y de entonación. Se debe hablar a una velocidad normal o algo superior, para facilitar el mantenimiento de la atención. No obstante, si se está nervioso, se puede hablar con mayor lentitud para facilitar la respiración y relajarse. También se debe reducir la velocidad cuando se expliquen conceptos técnicos complejos o cuando se espere alguna respuesta por parte de los alumnos.

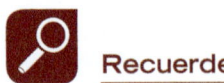

Recuerde

Los elementos que trata la Paralingüística son:

I El volumen.
I La entonación.
I La pronunciación.
I La velocidad.

Proyección física

Existen determinados factores que, sin que la persona diga ni haga nada, transmiten información y hacen referencia a la imagen física que esta persona proyecta.

Es fundamental que el formador transmita una imagen positiva para los alumnos. Se debe cuidar el aspecto externo y los artefactos que se usen, como los adornos y prendas de vestir. La manera adecuada de vestir depende de la situación y siempre debe estar en consonancia con lo que cada colectivo de alumnos espera del formador.

Ejemplo

Sería negativo vestir pieles para impartir un curso cuyo objetivo fuese desarrollar actitudes positivas hacia la protección del medio ambiente.

En cualquier caso, se debe llevar ropa que resulte cómoda, bien cuidada y no demasiado llamativa. A los adornos y al peinado se aplican las mismas reglas que al vestido.

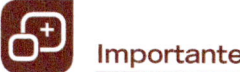

Importante

Un objetivo fundamental del formador es dirigir la atención de los alumnos hacia el contenido que está desarrollando, nunca hacia su persona.

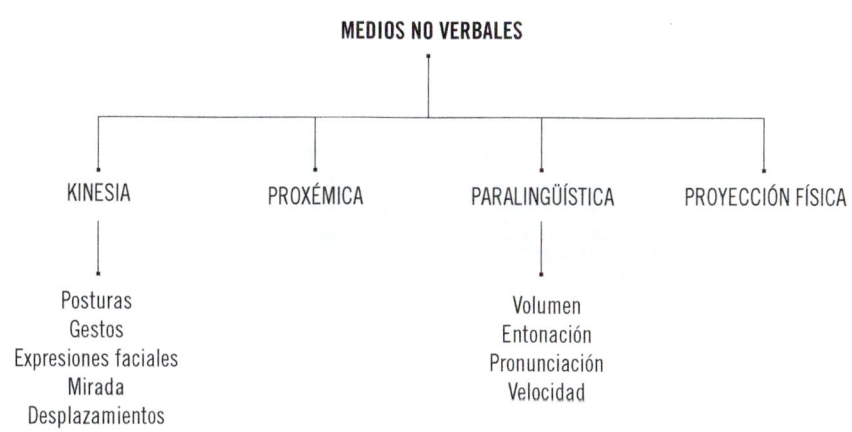

Finalmente, conviene recordar que si el formador observa atentamente la comunicación no verbal que expresan los alumnos, obtendrá una gran cantidad de información.

Hay numerosos signos no verbales que puede mostrar el alumno:

- **Atención:** posturas del cuerpo (inclinado hacia delante, hacia atrás...).
- **Necesidad de hablar:** movimientos sutiles de la boca, de la mano, etc.
- **Irritación:** movimiento de pies, manipulación de objetos sobre la mesa, etc.

- **Concentración:** tomar apuntes, mirar al docente, etc.
- **Cansancio:** cuerpo hundido, suspiros, etc.
- **Inercia:** silencios de todo el grupo, etc.
- **Desinterés:** cerrar el cuaderno, bostezar, mirar al vacío, etc.
- **Sorpresa:** levantar los brazos, abrir la boca, levantar las cejas, abrir los ojos, etc.

Si se observan estos elementos de forma atenta, se podrá obtener información sobre la comprensión del mensaje y el estado emocional de los alumnos, lo que será de gran utilidad para el formador durante el curso.

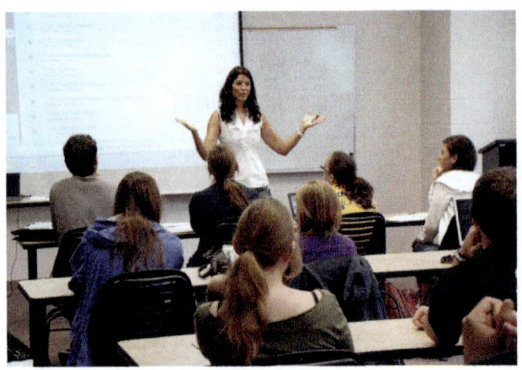

La comunicación no verbal aporta información al formador sobre los alumnos

5. Técnicas de secuenciación de contenidos

Una vez seleccionados los contenidos, hay que ordenarlos secuencialmente. La **secuenciación y estructuración de los contenidos** es el proceso que permite situarlos en una configuración que produce el máximo aprendizaje en el mínimo tiempo posible.

Algunas de las técnicas para la secuenciación de contenidos son las siguientes:

- Que los contenidos estén de acuerdo con los objetivos propuestos y con los plazos previstos para conseguirlos.

- Empezar por los contenidos más próximos y significativos para el alumno, para llegar poco a poco a lo desconocido. De esta manera, resultará más fácil introducir los nuevos contenidos.
- Ir de lo inmediato a lo remoto.
- Ir de lo concreto a lo abstracto.
- Ir de lo más fácil a lo más difícil. Esto motiva al alumnado porque le va mostrando los avances de manera rápida.

Las principales ventajas que este proceso conlleva son:

- Ayuda al participante a pasar de un conocimiento o habilidad a otro.
- Garantiza que los conocimientos y habilidades previas son alcanzados antes de introducir elementos nuevos.
- Reduce el tiempo de formación.
- Evita la confusión y los fallos en el participante.

Estos puntos son los principales aspectos a tener en cuenta cuando se realiza la presente fase de la programación de la formación, es decir, cuando se fijan los contenidos de la formación.

6. La selección y planificación de estrategias didácticas

Las personas que realizan un curso de formación son diversas, por ello es muy importante que las estrategias didácticas se adapten, de la mejor forma posible, al contexto y permitan una flexibilidad.

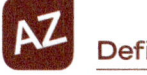 Definición

Estrategias didácticas
Son procedimientos que el formador emplea para facilitar el aprendizaje, con la intención de que éste sea significativo.

Tras la selección y estructuración de contenidos, llega el momento de decidir la modalidad de formación a seguir y la metodología a utilizar en su impartición. Pero esta decisión no se puede tomar arbitrariamente, sino que ha de basarse en unos criterios. Los criterios de decisión básicos para determinar qué estrategia y qué método de formación es el adecuado, son:

- La compatibilidad con los objetivos.
- Los principios generales del aprendizaje del adulto: individualización, motivación, utilidad, practicidad, intereses, etc.
- Los principios de rigor, realismo y participación.
- El carácter eminentemente aplicativo de los aprendizajes.
- La posibilidad de transferir los aprendizajes al puesto de trabajo.
- Los recursos disponibles, incluido el tiempo.
- Los factores relacionados con los participantes, como el estilo de aprendizaje, la edad, el tamaño del grupo, la motivación, etc.

Una vez escogido el método, se observa que ninguno es químicamente puro, sino que unos participan de otros. Por lo demás, todo método puede ser adecuado o inadecuado dependiendo del modo en que sea empleado.

Los formadores deben utilizar los métodos flexiblemente, de la forma que mejor se adapten al estilo de formación, a la materia y a los alumnos, complementando cada método con la técnica y recurso didáctico más acorde.

7. La selección y planificación de medios y recursos didácticos

Para realizar cualquier acción formativa, hace falta algo más que elegir y aplicar unos métodos y unas técnicas. Son necesarios los medios y recursos didácticos, que van a ayudar a desarrollar la metodología seleccionada en el aula. Los medios y recursos didácticos permiten el trasvase de información formador-alumno.

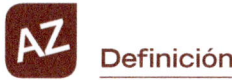 Definición

Medios didácticos
Son materiales elaborados para facilitar los procesos de enseñanza-aprendizaje.

Recursos didácticos
Son soportes mediante los cuales se presentan los contenidos del curso a los alumnos.

A la hora de escoger el medio o recurso a utilizar, se deben tener en cuenta los siguientes criterios:

- **Características de la materia o tema.** Dependiendo de la naturaleza de los contenidos, éstos pueden ser transmitidos por unos u otros métodos.
- **Los objetivos del curso.** Toda selección de medios y estrategias de enseñanza deben realizarse en función de éstos.
- **La disposición del aula y el número de alumnos.** Hay que tener cuidado, sobre todo en la visibilidad de alguno de los recursos, porque pueden perder eficacia.
- **Tiempo disponible para la formación.** Este elemento tiene que estar siempre presente, porque, en función del tiempo que se tenga, se elegirá lo que se adapte mejor a las necesidades.
- **Recursos disponibles,** ya que en algunas ocasiones están a nuestro alcance.
- **El uso que se haga de ellos,** cuál es la finalidad, qué es lo que se pretende y en qué momento se van a utilizar.
- **El nivel de conocimiento de los alumnos** sobre el tema.

Todos estos puntos se han de tener en cuenta a la hora de escoger un medio o recurso didáctico. La finalidad de éstos no es otra que la de fundamentar, apoyar y reforzar el acto formativo.

8. La planificación de la evaluación del proceso de enseñanza-aprendizaje

La aplicación de programas de formación lleva a la obtención de unos determinados resultados. Éstos serán los frutos de la formación y mostrarán el grado de eficacia y eficiencia con que se lleva a cabo la función formativa.

Los resultados indican el éxito de la formación mediante su contraste con los objetivos fijados anteriormente. Este procedimiento recibe el nombre de **evaluación,** proceso ampliamente conocido y con trascendencia reconocida para la formación. Según el proceso de evaluación aplicado, los resultados obtenidos serán reales y fiables, o bien, falseados.

Para que los resultados de la evaluación muestren con certeza el grado de éxito alcanzado con la formación, es necesario un requisito previo: el establecimiento de criterios de evaluación durante el proceso de planificación de la formación. Los criterios actúan como puntos de referencia, a partir de los cuales se valoran los resultados obtenidos.

Los criterios de evaluación han de fijarse con mucha atención, ya que determinan el proceso de evaluación, y éste juzga el grado de éxito de la función formativa.

El primer aspecto a tener en cuenta es la validez: los criterios de evaluación han de ser válidos en relación a los elementos del proceso formativo.

Los aspectos que determinan el grado de validez de los criterios de evaluación son:

- La relevancia.
- La no deficiencia.
- La no contaminación.
- Su fiabilidad.

El establecimiento de criterios válidos y fiables permitirá elaborar un proceso de evaluación de la formación que mida rigurosamente la eficacia y la eficiencia de la función formativa.

9. El seguimiento formativo

El seguimiento es un proceso continuo que sirve para evaluar la eficacia del uso de los recursos y para saber qué iniciativas se pueden emprender para mejorar el aprovechamiento de los recursos formativos.

El seguimiento, además de realizarse después de haber finalizado la planificación formativa, también se realiza antes de la acción.

9.1. Características

El seguimiento formativo permite evaluar los distintos componentes (desde los alumnos hasta todos los elementos que forman la programación) que intervienen en él durante todo el proceso de formación.

El seguimiento formativo se diferencia de la evaluación en que éste tiene que ver más con tareas organizativas, de coordinación, administrativas, etc.; sin embargo, la evaluación valora aspectos de los procesos de formación, como pueden ser la comunicación, el aprendizaje de los nuevos conocimientos, etc.

Con la realización adecuada de un seguimiento formativo:

- Se pueden **descubrir errores o desajustes** en el proceso de enseñanza-aprendizaje antes de que se realice la evaluación final para comprobarlos.
- Se pueden **corregir los errores** en el momento en el que se están produciendo.
- Además, **se detectan los aspectos positivos** que tienen lugar a lo largo de todo el proceso y las **posibles mejoras** que se pueden realizar.

El seguimiento formativo tiene que ser realizado por todas las personas que están implicadas en la realización de los cursos de formación (tutores, coordinadores, técnicos, etc.), por ello, el formador es una figura importante en el proceso de formación, ya que se encuentra implicado en él.

El proceso de formación debe estar planificado, pensado y planteado antes de que empiece la acción de formación, nunca debe llevarse a cabo de manera cerrada, sino que tiene que estar abierto a cualquier cambio que se considere necesario.

9.2. Finalidad

Son varias las finalidades que persigue el seguimiento formativo:

- Ayudar a comprender por qué ocurren algunas cosas y qué se puede hacer para intervenir en ese proceso que se está llevando a cabo.
- Identificar y solucionar los problemas que surgen a lo largo del proceso.
- Contribuir para elaborar planes de formación de manera objetiva, sin desviarse de la finalidad éste.
- Colaborar en la disminución y control del uso de los recursos materiales.
- Determinar el nivel que puede alcanzar el rendimiento y relacionarlo con el rendimiento actual.
- Diagnosticar y detectar problemas para llevar a cabo las acciones correctivas pertinentes.

9.3. Planificación

El seguimiento formativo debe planificarse antes y durante la acción formativa.

El objetivo de este seguimiento es comprobar la eficacia de la acción formativa antes de que ésta llegue a su fin, es decir, es necesario que durante este proceso todos los elementos que van a formar parte del aprendizaje estén planificados.

Los dos momentos que hay que tener en cuenta para planificar el seguimiento formativo son:

- **Antes de la acción formativa:** es necesario conocer las necesidades, el perfil del alumno, qué materiales, instrumentos, recursos, medios didácticos se van a usar.

■ **Durante la acción formativa:** aquí el seguimiento se utiliza para comprobar los posibles errores y mejoras que se pueden llevar a cabo. Ofrece la posibilidad de poder modificar aquellas acciones o medios que dificultan el avance del aprendizaje.

10. Instrumentos para el seguimiento

A lo largo de un ciclo formativo pueden suceder errores y surgir problemas, esto abarca desde la identificación de necesidades hasta la planificación, el diseño, la implantación y la evaluación. Por todo esto, es importante saber cuál es la causa del problema y saber tomar las medidas oportunas para que no se origine nuevamente.

Para detectar el origen del problema, siempre se necesita una información determinada, ésta sólo se puede obtener mediante técnicas que ayuden a obtenerlas, es decir, que permitan recabar y analizar los datos obtenidos.

Para el seguimiento del proceso de enseñanza-aprendizaje, se pueden confeccionar diferentes tipos de instrumentos de evaluación, como pueden ser los cuestionarios y utilizar la observación directa, etc., si el tipo de formación lo permite (presencial o semipresencial). Estos instrumentos variarán según el tipo de datos que se quiera conseguir.

Un ejemplo de plantilla para recoger y analizar la información podría ser esta:

CURSO:		1º Módulo	2º Módulo	3ºMódulo
	Suficiente			
Objetivos del módulo	Insuficiente			
	Adecuado			
	Inadecuado			

Continúa en página siguiente >>

<< Viene de página anterior

CURSO:		1º Módulo	2º Módulo	3ºMódulo
Contenidos del módulo	Suficiente			
	Insuficiente			
	Adecuado			
	Inadecuado			
Metodología	Suficiente			
	Insuficiente			
	Adecuado			
	Inadecuado			
Actividades y recursos	Suficiente			
	Insuficiente			
	Adecuado			
	Inadecuado			
Recursos materiales	Suficiente			
	Insuficiente			
	Adecuado			
	Inadecuado			
Recursos humanos	Suficiente			
	Insuficiente			
	Adecuado			
	Inadecuado			
Proceso de evaluación	Suficiente			
	Insuficiente			
	Adecuado			
	Inadecuado			
Nivel de satisfacción del alumnado	Suficiente			
	Insuficiente			
	Adecuado			
	Inadecuado			

Para el seguimiento del aprendizaje, como la información que se obtiene es de diferente índole, se recogerá mediante la aplicación de las técnicas seleccionadas y elaboradas para la evaluación de cada uno de los aspectos planteados (observación directa de los trabajos, participación, cuestionarios acerca de la motivación y satisfacción del alumnado, etc.).

Por ejemplo, los contenidos que se podrían incluir en la "parrilla" de análisis son los siguientes:

CURSO		1er Módulo	2º Módulo	3er Módulo
Conceptos (comprende los contenidos conceptuales)	Con facilidad			
	Con normalidad			
	Con dificultad			
Procedimientos (aplica y desarrolla los contenidos procedimentales)	Con facilidad			
	Con normalidad			
	Con dificultad			
Actitudes (manifiesta las actitudes adecuadas a los contenidos)	Con facilidad			
	Con normalidad			
	Con dificultad			
Motivación y participación	Con facilidad			
	Con normalidad			
	Con dificultad			
Satisfacción del alumno	Con facilidad			
	Con normalidad			
	Con dificultad			

Dos de las herramientas básicas son:

- **Los diagramas de flujo:** éstos sirven para desglosar en forma de componentes, para presentar una clara imagen de lo que ocurre.
- **Los checklists:** éstos son especialmente útiles para garantizar que se han realizado todas las acciones necesarias. Es otro método de ayuda orientado a los formadores y participantes para preparar, utilizar y solucionar los problemas del equipamiento.

Otros métodos de seguimiento y control que pueden ayudar en la formación son:

- Las reuniones formales e informales.
- Pasar un informe de las sesiones, cuestionarios de satisfacción o formularios de evaluación del curso.
- Entrevistas de evaluación.

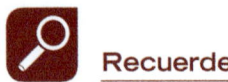 **Recuerde**

Algunos de los instrumentos de seguimiento más utilizados son:

I Cuestionario de satisfacción
I Cuestionario de motivación
I Observación directa
I Reuniones formales e informales
I Entrevistas de evaluación

11. Metodología de la evaluación del diseño de formación

Los métodos empleados en la evaluación siempre suelen son los mismos, independientemente de que se evalúen los objetivos, los contenidos, los recursos, etc. A pesar de esto, hay que tener en cuenta que no se deben utilizar todos los métodos que se van a nombrar, sino que todo dependerá de lo que se esté evaluando.

Los métodos más frecuentes son:

- Observación sistemática.
- Observación mediante observadores externos o internos del grupo.
- Análisis de trabajo.
- Entrevistas personales.
- Situaciones de simulaciones.

- Diálogos, debates.
- Cuestionarios específicos.
- Inventarios.
- Grabaciones en vídeo.
- Etc.

11.1. Evaluación de los objetivos

Cuando se diseña el programa formativo, se deben concretar los objetivos que serán objeto de evaluación al finalizar el curso, para comprobar si éstos se han alcanzado o no.

Los objetivos marcan aquellos aspectos claves que debe adquirir el alumno para alcanzar unas competencias determinadas. Éstos determinarán lo que el alumno será capaz de saber y saber hacer al acabar el curso, en unas condiciones dadas y con unos medios determinados.

Si, al finalizar el curso, se observa que los objetivos no se han cumplido en su totalidad, hay que analizar cuál ha sido la causa de este error y corregirlos. Si se han cumplido los objetivos, habrá que determinar los motivos de éxito, para volver a ponerlos en práctica en futuros cursos.

Los objetivos marcados al inicio de la formación sirven para:

- Dirigir la formación, es decir, saber hacia dónde se quiere llegar con ésta.
- Comprobar qué se ha logrado.
- Facilitar la evaluación, ya que se sabe cuáles son los objetivos que hay que evaluar.
- Reorientar la formación en el mismo momento que se está realizando.
- Elegir los métodos más adecuados para la formación.

La evaluación de los objetivos debe medirse atendiendo a:

- **Objetivos generales:** son utilizados para saber cuáles son las competencias generales.
- **Objetivos específicos:** parten de los objetivos generales.

- **Objetivos operativos:** son derivados de los específicos. Son objetivos más concretos y siempre deben estar relacionados con actividades u operaciones determinadas. Son los más fáciles de medir.

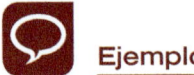

Ejemplo

Objetivos específicos para evaluar un curso de primeros auxilios:

I Aprender los conceptos básicos y generales de los primeros auxilios.
I Adquirir las habilidades y aplicar los principios de actuación para poder reaccionar adecuadamente en situaciones de urgencia.
I Conocer los aspectos jurídicos relacionados.

11.2. Evaluación de los contenidos

La evaluación de los contenidos se realizará para comprobar si los objetivos que se habían marcado al principio de la formación se han logrado, así como para eliminar aquellos contenidos que no aportan nada al curso.

Se debe tener siempre en cuenta que se puede lograr un mismo objetivo de formación utilizando diversos contenidos.

Para evaluar los contenidos, hay que comprobar si se ha seguido una secuencia lógica a la hora de impartirlos. Esta secuencia permite que los contenidos sean adquiridos por los alumnos de una manera más significativa, es decir, facilita el aprendizaje de los mismos.

Para que la evaluación de los contenidos resulte positiva, éstos deben ir expuestos:

- De acuerdo con los objetivos propuestos y con los plazos previstos para conseguirlos.
- De lo conocido a lo desconocido.

- De lo inmediato a lo remoto.
- De lo concreto a lo abstracto.
- De lo fácil a lo difícil.

Otro aspecto a tener en cuenta para que la evaluación de los contenidos sea positiva, es que éstos se deben estructurar adecuadamente, por ejemplo, mediante módulos, unidades didácticas, etc. Éstas tienen que abarcar los conocimientos, las habilidades y las actitudes que capacitan al alumno para poner en práctica las funciones que desempeñará en su puesto de trabajo. Por lo general, se pueden constituir equivalencias entre objetivos generales y cursos, objetivos específicos y módulos, unidades didácticas, etc. así como entre objetivos operativos y sesión formativa,.

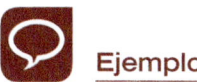 **Ejemplo**

Siguiendo el ejemplo anterior de primeros auxilios, los contenidos que se evaluarán para comprobar si se han logrado o no los objetivos anteriormente propuestos, son:

| Primeros auxilios: conceptos generales.
| Soporte vital básico (reanimación cardio-pulmonar)-adultos.
| Soporte vital básico-niños.
| Soporte vital instrumental.
| Traumatismos osteoarticulares. Inmovilizaciones (vendajes y férulas improvisadas).
| Movilización de urgencia y posiciones de espera.
| Traumatismos craneales y vertebro-medulares.
| Otras situaciones de emergencia.

11.3. Evaluación de la metodología

La evaluación de la metodología consiste en comprobar que los métodos que se han utilizado son los adecuados para lograr los objetivos formativos, aunque éstos deben ser flexibles a la hora de utilizarlos, ya que deben adaptarse a la materia tratada, a los alumnos, a los recursos disponibles, etc.

Para conseguir que la evaluación de la metodología sea positiva, se deben tener en cuenta las características que se emplean para definir un método. Éstas pueden ser:

- Presentar y mostrar la problemática del tema para que, a través de la reflexión y el esfuerzo, el alumno pueda resolverla.
- Respetar tanto la libertad de expresión como de creación.
- Las actividades que están destinadas al alumno tienen que ser dirigidas por el formador para que el alumno reflexione y participe.
- Motivar al alumno, relacionando los temas con sus intereses, motivaciones y necesidades.
- Organizar los nuevos aprendizajes para que se integren con los ya adquiridos.
- Tener en cuenta las limitaciones y las posibilidades que tiene cada alumno.
- Dar lugar a la acción individualizada a través de tareas que requieran planteamientos y acciones individualizadas.

11.4. Evaluación de actividades y recursos

Las **actividades** son unos elementos que acompañan a los contenidos formativos, ya que éstas refuerzan los contenidos que son expuestos por el formador. Siempre debe existir coordinación entre ambos, para esto se deben seleccionar adecuadamente tanto los métodos como las técnicas.

Para evaluar las diversas actividades que se han desarrollado, hay que formular una serie de preguntas para saber si las actividades han sido eficaces o han fallado en su ejecución. Algunas de estas preguntas pueden ser:

- ¿Qué ha hecho el alumno?
- ¿Ha sabido aplicar los conocimientos necesarios para lograr resolver las actividades?
- ¿Valora y comprende la finalidad de la actividad?
- ¿Ha mostrado interés en la realización de la misma?
- ¿Qué ha aprendido?
- ¿Han sido válidas las actividades?

- ¿Cuáles han fallado? ¿Por qué?
- ¿Se han alcanzado los objetivos?
- Etc.

Junto con las actividades, los recursos también tienen que ser evaluados, ya que de ellos va a depender en cierta manera la eficacia de las actividades. Por eso, en la evaluación de los recursos hay que tener en cuenta la eficacia de aquellos que se han utilizado y cuáles son los que se hubieran necesitado para desarrollar el curso.

Se pueden distinguir varios criterios para evaluar la eficacia de los recursos:

- Su calidad, porque actúa como mediador entre la realidad y la estructura cognitiva del alumno.
- El contexto metodológico, ya que todo va a depender de la metodología usada por el formador.
- Los propios alumnos, sus motivaciones, intereses, etc.
- La experiencia del formador en el manejo de los diversos recursos, sus habilidades, etc.

También es necesario tener en cuenta qué evaluar de los recursos:

- La rentabilidad de éstos.
- El aprovechamiento para distintas finalidades.
- El mantenimiento.
- La actualización, deben adaptarse a las nuevas tecnologías.
- La adecuación al proceso de enseñanza-aprendizaje.
- Posibilitar la acción, estimular y responder a las curiosidades presentes en el alumnado.

11.5. Evaluación del formador

La figura del formador es muy importante a lo largo de todo el proceso formativo, ya que, en cierta manera, el éxito o el fracaso de la formación recae sobre él, por lo tanto, es imprescindible conocer previamente a la persona que va a impartir un curso.

El formador es el mediador entre los contenidos y los alumnos, por lo que debe evaluarse de forma continua y a lo largo de todo el proceso de enseñanza-aprendizaje, así como al final del proceso, momento en que se comprobará si los métodos y estrategias que ha diseñado y utilizado han sido los adecuados, introduciendo posibles modificaciones para las prácticas futuras.

La evaluación del formador se puede realizar desde varias vertientes, en cada una de ellas se evalúan aspectos diferentes, pero todas persiguen el mismo fin, que es fomentar la calidad de la formación.

Evaluación realizada por los alumnos

Los alumnos pueden evaluar aspectos como la relación del formador con los alumnos, la organización de las sesiones, el control de clase, la efectividad de la enseñanza, etc.

En la siguiente tabla se muestra un cuestionario a modo de ejemplo:

Marque la opción que más se adecúe a las características que prevalecieron a lo largo del curso

---

1. Las oportunidades que tuve para realizar preguntas en clase fueron:
   a. Frecuentes
   b. Regulares
   c. Escasas
   d. Muy escasas

---

2. El interés que mostró el formador respecto a los alumnos fue:
   a. Satisfactorio
   b. Regular
   c. Poco
   d. Muy pobre

---

3. El clima existente en el aula fue:
   a. Bueno
   b. Regular
   c. Tenso
   d. Malo

Continúa en página siguiente >>

<< Viene de página anterior

**Marque la opción que más se adecúe a las características
que prevalecieron a lo largo del curso**

4. En la prueba final se evaluaban los contenidos dados a lo largo del curso:
   a. Sí
   b. No

5. El material presentado en el curso fue:
   a. Original
   b. Poco original
   c. Nada original

6. Las actividades que realicé para asimilar los contenidos fueron:
   a. Útiles
   b. Regulares
   c. Pobres
   d. Inútiles

7. El contenido marcado para el curso se expuso en su totalidad:
   a. Sí
   b. No

8. El grupo de alumnos afectó a mi aprendizaje:
   a. De manera positiva
   b. De manera negativa
   c. No me afectó

9. El material audiovisual me pareció:
   a. Atractivo
   b. Regular
   c. Inadecuado

10. Los procesos, problemas y soluciones experimentados en el trabajo en
    grupo fueron:
    a. Bien planteados
    b. Regular planteados
    c. Mal planteados

11. Las exposiciones por parte del docente me parecieron:
    a. Buenas
    b. Regulares
    c. Malas

Continúa en página siguiente >>

<< Viene de página anterior

Marque la opción que más se adecúe a las características que prevalecieron a lo largo del curso

---

12. La actuación del profesor durante el curso evidenció:
    a. Un elevado conocimiento de la materia
    b. Un mediano conocimiento
    c. Un escaso conocimiento

---

13. El profesor supo controlar las conductas perturbadoras sucedidas a lo largo del curso de forma:
    a. Eficaz
    b. Regular
    c. Ineficaz

---

14. El ritmo que siguió el profesor al exponer los contenidos me pareció:
    a. Muy bueno
    b. Satisfactorio
    c. Monótono

---

15. La secuencia de presentación de los contenidos del curso fue:
    a. Lógica
    b. Regular
    c. Arbitraria

---

16. La actuación del profesor despertó interés y motivación:
    a. Muchas veces
    b. Algunas veces
    c. Pocas veces
    d. Ninguna vez

Evaluación realizada por el propio formador

En esta evaluación, el formador va a evaluar la preparación del curso, el desarrollo del mismo, y también realizará una evaluación propia de su actuación como formador.

En la siguiente tabla se muestra un cuestionario a modo de ejemplo:

Marque la opción que más se adecúe a las características que prevalecieron a lo largo del curso

A. PREPARACIÓN DEL CURSO

1. ¿Cómo ha sido el tiempo con el que ha contado?
   - a. Suficiente
   - b. Insuficiente

¿Por qué? _____

2. ¿Cómo considera la distribución de las sesiones del curso?
   - a. Adecuadas
   - b. Inadecuadas

¿Por qué? _____

3. ¿Ha dispuesto de las guías didácticas del curso?
   - a. Sí
   - b. No

¿Por qué? _____

4. ¿Ha dispuesto de los recursos necesarios para la preparación de sus sesiones?
   - a. Sí
   - b. No

¿Cuáles le han hecho falta? _____

5. Teniendo en cuenta su nivel de formación, ¿ha necesitado apoyo por parte de la dirección del curso?
   - a. Sí
   - b. No

¿Cómo ha sido el apoyo? _____

B. DESARROLLO DEL CURSO

6. ¿El desarrollo de las sesiones (distribución y tiempo) se ha correspondido con la planificación prevista?
   - a. Sí
   - b. No

7. ¿La metodología utilizada para el desarrollo de las sesiones ha propiciado la participación e implicación del alumnado?
   - a. Sí
   - b. No

¿Por qué? _____

Continúa en página siguiente >>

<< Viene de página anterior

Marque la opción que más se adecúe a las características que prevalecieron a lo largo de curso

8. ¿Considera que el clima del curso ha sido el adecuado?
   a. Sí
   b. No

¿Por qué? _____

9. ¿El contexto donde se ha desarrollado el curso ha sido adecuado y oportuno?
   a. Sí
   b. No

¿Por qué? _____

10. ¿Ha conseguido los objetivos propuestos?
   a. Sí
   b. No

¿Por qué? _____

C. AUTOEVALUACIÓN

11. Evalúe de 1 a 4 los siguientes apartados relacionados con su intervención como formador, donde:
   1. Considero imprescindible mejorar mi formación en este aspecto.
   2. Considero necesario mejorar mi formación en este aspecto.
   3. Cuento con recursos necesarios para el desarrollo ajustado del curso, pero podría encontrar dificultades si éste cambia el rumbo prefijado.
   4. Mi formación al respecto es adecuada y dispongo de recursos suficientes para el desarrollo óptimo del curso.

	1	2	3	4
Dominio de los contenidos				
Metodología/didáctica empleada				
Comunicación con el alumnado				
Trabajo en equipo				

D. AMPLIACIÓN

Puede anotar a continuación cualquier aportación que desee realizar y no haya sido considerada en este cuestionario.

_____
_____

11.6. Tipos de evaluación

Existen diferentes tipos de evaluación, cada una se aplicará atendiendo a diferentes criterios.

Según su finalidad o función de la evaluación

Diagnóstica

Esta evaluación, como su nombre indica, tiene un carácter diagnóstico, ya que permite que se conozcan las potencialidades del alumno. De esta manera, la actividad didáctica se dirige de forma más efectiva.

Formativa

Se utiliza como estrategia para mejorar y ajustar los procesos formativos en el momento que se están llevando a cabo, para alcanzar las metas y los objetivos marcados. La evaluación formativa es aplicable a la evaluación de procesos.

Sumativa

Se aplica a la evaluación de productos terminados, es decir, se sitúa concretamente cuando finaliza un proceso, cuando éste se considera acabado. Su propósito es determinar el grado en que se han conseguido los objetivos establecidos, para evaluar de forma positiva o negativa el resultado. Esta evaluación permite tomar medidas tanto a medio como a largo plazo.

Según el momento de aplicación de la evaluación

Inicial

Se produce al principio del proceso de enseñanza-aprendizaje. La función que tiene la evaluación inicial es identificar el nivel de conocimientos que tienen los alumnos que inician un curso y, de esta manera, comprobar si los alumnos cuentan con los conocimientos necesarios para comenzarlo, y determinar si es posible impartirlo de acuerdo al programa formativo o si se requiere alguna modificación.

Procesual

La evaluación procesual se basa en valorar, de forma continua, el aprendizaje de los alumnos y la enseñanza del profesor, a través de la recogida sistemática de datos, toma de decisiones, etc.

La evaluación procesual es totalmente formativa, ya que, al favorecer la recogida continua de datos, permite tomar decisiones en el mismo momento que se considere necesario.

Los resultados que se obtienen forman la base permanente para el formador a la hora de programar las actividades diarias, así como para establecer las actividades y los procedimientos más apropiados. De esta manera, se evitan las dificultades que se puedan producir en los aprendizajes que se están llevando a cabo. La finalidad de todo esto es evitar errores y vacíos en los aprendizajes posteriores.

Final

La evaluación final es aquella que se realiza al finalizar la formación, por lo tanto ésta recoge y valora los resultados obtenidos a lo largo de un periodo formativo.

Según su extensión

Global

Tiene en cuenta todos los elementos y procesos que guardan relación con todo lo que es objeto de evaluación. Por ejemplo, si se trata de evaluar el proceso de aprendizaje de los alumnos, esta evaluación se centra en todas las áreas en general, pero sobre todo en los diversos tipos de contenidos de enseñanza (conceptos, procedimientos, valores, normas, etc.).

Parcial

Esta evaluación no se realiza de manera global, sino que se lleva a cabo por partes, es decir, evalúa los componentes que más interesan.

Según los agentes que realizan la evaluación

Autoevaluación o evaluación interna

Es el proceso sistemático mediante el cual una persona o grupo examina y valora sus procedimientos, comportamientos y resultados, para identificar qué quiere corregir o modificar en él. La evaluación interna muestra que los alumnos están más motivados a la hora de realizar una tarea difícil. La puesta en práctica de la autoevaluación no conlleva que el profesorado abandone sus funciones, sino que implica una concepción diferente de la enseñanza.

La autoevaluación ofrece al estudiante ayuda para descubrir sus necesidades, cantidad y calidad de su aprendizaje, causas de sus problemas, dificultades y éxitos en el estudio. De esta manera, el alumno puede conocerse de manera más concreta.

Heteroevaluación o evaluación externa

La evaluación externa es realizada o llevada a cabo por otra persona que no es el protagonista del aprendizaje. En esta evaluación, lo más frecuente es que el profesor evalúe al alumno.

TIPOS DE EVALUACIÓN	
Según su finalidad o función	- Diagnóstica - Formativa - Sumativa

Continúa en página siguiente >>

<< Viene de página anterior

TIPOS DE EVALUACIÓN

Según su momento de aplicación	- Inicial - Procesual - Final
Según su extensión	- Global - Parcial
Según los agentes que la realizan	- Autoevaluación o evaluación interna - Heteroevaluación o evaluación externa

Solucionarios de ejercicios de repaso y autoevaluación

Contenido

Solucionario 1
Organización del entorno de trabajo en transporte sanitario

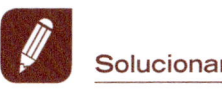

Solucionario Capítulo 1

1. **De las siguientes afirmaciones, diga cuál es verdadera o falsa.**

   a. Las zonas que constituyen un marco territorial de la atención primaria, donde se desarrollan las actividades sanitarias de los centros de salud, son las "áreas de salud".

   ☐ Verdadero
   ☑ **Falso**

   b. Al sistema sanitario, se puede y se debe acceder por el tipo de órgano de atención que más convenga.

   ☑ **Verdadero**
   ☐ Falso

   c. Cuando se pueden ofrecer a la población los medios técnicos y humanos de diagnóstico, tratamiento y rehabilitación, se está hablando de atención especializada.

   ☑ **Verdadero**
   ☐ Falso

   d. El siglo XV es el momento en que la medicina experimenta un gran desarrollo.

   ☐ Verdadero
   ☑ **Falso**

   e. El término "transporte interhospitalario" hace referencia a un transporte sanitario primario.

   ☐ Verdadero
   ☑ **Falso**

2. **Complete el siguiente texto.**

   La salud pública es una **disciplina médica** que integra conocimientos de variadas **ramas** de la medicina y otras disciplinas. Su foco de análisis es el **individuo** y las **poblaciones**. El trabajo fundamental es el **control** de las **enfermedades** y su **prevención**.

Necesita la participación de disciplinas **médicas**, económicas, **administrativas**, demográficas, de las **ciencias sociales** y bioestadística.

3. **En la columna A, hay un grupo de características de salud pública y, en la columna B, dos clasificaciones de esas características. Relacione ambas columnas según corresponda.**

FUNCIONES:

- ▌ Prolongar la vida.
- ▌ Mejorar la salud de la población.
- ▌ Aumentar la calidad de vida.

OBJETIVOS PRINCIPALES:

- ▌ Mejorar la información y conocimiento.
- ▌ Vigilancia y rapidez de respuesta ante cualquier duda o problema de salud.
- ▌ Acción sobre factores determinantes de la salud.

4. **¿En qué se diferencia la salud pública de la salud comunitaria?**

La salud pública tiene como objetivo solo la prevención y viene dada e impuesta ya por las autoridades sanitarias, provocando en el usuario una interiorización pasiva (un ejemplo de esto son las campañas contra la drogadicción o la violencia de género). En cambio, en la salud comunitaria, la promoción, la prevención y la educación son los objetivos primordiales. En este caso no viene impuesta por las autoridades, sino que se siguen las pautas de los distintos profesionales de la salud. Tras haber realizado un estudio y ver las necesidades, se crea un programa y se fomenta la participación, con lo cual el usuario se implica teniendo un papel activo.

5. **La época de mayor despliegue de la medicina contemporánea es:**

   a. El siglo XV, gracias al Renacimiento.
   b. El siglo XXI, por los grandes avances técnicos.
   c. La época conocida como "mágico-religiosa".
   d. **El siglo XIX, por los descubrimientos de Virchow.**

Solucionario Capítulo 2

1. **¿Qué son los documentos clínicos?**

Son todos aquellos documentos que registran toda la información relacionada con la salud el paciente y con la asistencia que a este se le presta.

2. **De las siguientes afirmaciones, diga cuál es verdadera o falsa.**

   a. En la hoja de ingreso se recoge toda la información general del paciente para así poder identificarlo sin problema.

   ☑ **Verdadero**
   ☐ Falso

   b. En la hoja de anamnesis se reflejan las constantes vitales tomadas por el personal de enfermería.

   ☐ Verdadero
   ☑ **Falso**

   c. En la hoja de evolución médica se encuentran registrados diariamente las incidencias que se han producido, los hallazgos exploratorios y las pruebas complementarias que se hayan realizado.

   ☑ **Verdadero**
   ☐ Falso

3. **Complete el texto.**

Las pruebas de laboratorio o **análisis químicos,** suelen ser análisis **químicos** o **biológicos** de muestras de **fluidos** corporales como **sangre**, orina, **heces, líquido cefalorraquídeo,** semen, etcétera. Las pruebas más usuales son los **análisis** de **sangre** y **orina** y orina.

4. ¿Qué tipo de documento es el de la siguiente imagen y en qué consiste?

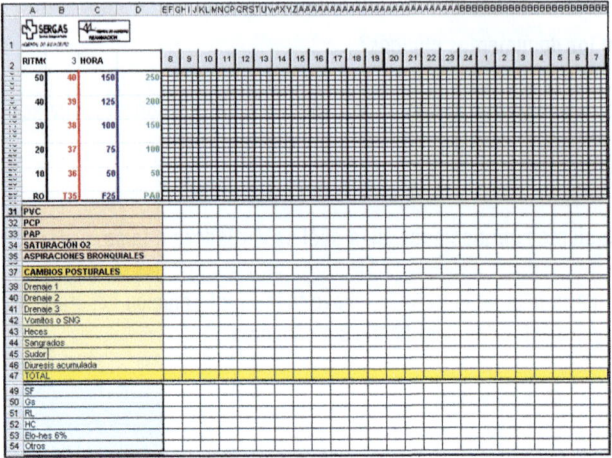

Se trata de la hoja de control de enfermería, documento que refleja la atención de enfermería que el paciente va a precisar al salir del hospital y que recoge una valoración de la capacidad del paciente para satisfacer sus necesidades durante la estancia.

5. Señale la respuesta incorrecta. En todos los documentos de la historia clínica en atención primaria se deben identificar...

    a. ... el centro asistencial.
    b. ... vida social.
    c. ... el profesional.
    d. ... el paciente.

Solucionario Capítulo 3

1. **El transporte sanitario programado...**

   a. ... debe estar planificado 48 horas antes.
   b. ... es el que se realiza a un centro sanitario desde el lugar donde se produce la urgencia.
   c. **... se realiza con 24 horas de antelación o más.**
   d. ... es el conocido como "transporte interhospitalario".

2. **Enumere las dos características básicas que diferencian a una ambulancia de soporte vital avanzado de otra de soporte vital básico.**

   La de soporte vital básico se utiliza para el trasporte sanitario de los pacientes que necesitan asistencia y monitorización básica durante el traslado.

   La de soporte vital avanzado se utiliza para la asistencia y traslado de enfermos en un estado de riesgo de las funciones orgánicas inmediato o prolongado.

3. **En las ambulancias no asistenciales, el trasporte sanitario se lleva a cabo mediante...**

   a. **... ambulancias destinadas al trasporte de pacientes en camilla que no necesitan asistencia sanitaria durante el traslado.**
   b. ... ambulancias destinadas al trasporte de pacientes en silla de ruedas que no necesitan asistencia sanitaria durante el traslado.
   c. ... coches destinados al trasporte de pacientes en camilla que no necesitan asistencia sanitaria durante el traslado.
   d. ... ambulancias destinadas al trasporte de pacientes en camilla que necesitan asistencia sanitaria durante el traslado.

4. **De las siguientes afirmaciones, diga cuál es verdadera o falsa.**

   a. En una ambulancia, por lo general, la camilla deberá permitir posiciones de Trendelemburg.

   ☑ **Verdadero**
   ☐ Falso

b. Si la ambulancia posee un respirador, no necesita llevar ventilador manual tipo balón.

☐ Verdadero
☑ **Falso**

5. Complete el siguiente texto.

El trasporte sanitario **primario** tiene como fin **llevar** al paciente desde la **localización** de la **urgencia** o **emergencia** hasta el **centro sanitario** en el que continuará su atención.

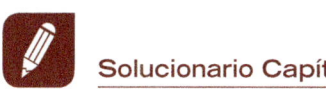

Solucionario Capítulo 4

1. **¿Cuál de las siguientes es una ventaja del sistema de almacenaje abierto?**

   a. **Su coste es más reducido que en el sistema cerrado.**
   b. Existe una menor formalidad en el recuento de instrumental.
   c. Va a facilitar una mayor organización y un registro más exhaustivo del material.
   d. Su mantenimiento genera un elevado precio.

2. **¿Qué diferencia existe entre un sistema de almacenamiento cerrado y otro abierto?**

   El sistema cerrado permite la manipulación del material solo al personal autorizado. Además, se debe contabilizar cada ingreso y baja de productos. Sin embargo, el sistema abierto es aquel en el que no existe limitación alguna a la hora de extraer o reponer material, pudiendo hacerlo personal no relacionada con el almacén.

3. **De los siguientes tipos de *stock*, ¿cuál se caracteriza por ser necesario para poder atender una demanda excesiva y ser utilizado para abaratar costes al comprar grandes cantidades de productos?**

   a. *Stock* efectivo.
   b. *Stock* activo.
   c. **Stock extraordinario.**
   d. *Stock* normal.

4. **En la columna A, están las clasificaciones de los medios materiales sanitarios y, en la columna B, dos de los criterios de clasificación. Relacione ambas columnas según corresponda.**

   ATENDIENDO AL USO Y LA DURACIÓN:

   ▌ Material fungible.
   ▌ Material inventariable.

SEGÚN EXIGENCIAS DE ALMACENAMIENTO:

▌ Material lábil.
▌ Material caducado y defectuoso.
▌ Material sin exigencias espaciales.
▌ Material estéril.

5. **Complete el siguiente texto.**

Un requisito **indispensable** en un almacén sanitario es **mantener** unos niveles de **seguridad** adecuados, promoviendo una **manipulación** adecuada de las **existencias** y su perfecto **mantenimiento** en las **condiciones** más favorables.

 Solucionario Capítulo 5

1. **Las normas ISO 9001 para el seguro de la calidad tienen como ventajas, entre otras...**

   a. ... incremento de los desechos, pérdida de tiempo e insatisfacción de clientes.
   b. ... utilización eficaz exclusivamente de recursos humanos como mano de obra.
   c. ... mejor precio del producto.
   d. **... creación de una conciencia de la calidad y mayor satisfacción de los empleados en el desempeño de su actividad.**

2. **Evaluar es un proceso que implica...**

   a. ... cuantificar, verificar, valorar e identificar.
   b. ... valorar, identificar, comparar y verificar.
   c. **... identificar, cuantificar, valorar y comparar.**
   d. ... identificar, comercializar, cuantificar y comparar.

3. **De las siguientes afirmaciones, diga cuál es verdadera o falsa.**

   a. La evaluación de calidad externa ayuda a visualizar y aprender sobre los responsables, los participantes y la comunidad sanitaria.

      ☐ Verdadero
      ☑ **Falso**

   b. La calidad asistencial sanitaria consiste en asegurar que cada paciente reciba los servicios diagnósticos y terapéuticos óptimos para conseguir una atención sanitaria buena, a la vez que se tienen en cuenta todos los factores ambientales y conocimientos del paciente y del servicio.

      ☑ **Verdadero**
      ☐ Falso

c. La eficacia, la eficiencia, la efectividad y la continuidad son las dimensiones medibles de la calidad.

    ☑ **Verdadero**
    ☐ Falso

d. Los indicadores clínicos son variables cualitativas que reflejan la calidad y la adecuación de la atención y, además, sirven de base de la actividad de los servicios.

    ☐ Verdadero
    ☑ **Falso**

e. Existen indicadores de calidad referidos a la satisfacción del profesional y otros referidos a la satisfacción del usuario.

    ☑ **Verdadero**
    ☐ Falso

f. La Organización Informativa de Normalización (OIN) es una federación mundial de organismos nacionales de normalización.

    ☐ Verdadero
    ☑ **Falso**

4. Complete el siguiente texto.

Las normas ISO 9001, para asegurar la **calidad,** están compuestas por: **directrices** para la selección de los modelos de **aseguramiento** de la calidad, el vocabulario y requisitos para los **sistemas** de calidad que se podían aplicar a empresas que se dedicaban solo a determinadas **etapas** del ciclo de vida del producto final.

No obstante, apareció el modelo ISO 9004, dirigido a **asegurar** la calidad en el orden **interno**.

5. ¿En qué se diferencia la evaluación interna de la evaluación externa de la calidad?

La evaluación de la calidad interna sirve, entre otras cosas, para:

- Verificar si se cumplen los objetivos.
- Optimizar lo evaluado.
- Elegir y utilizar técnicas en base a su efectividad.
- Analizar puntos fuertes y débiles.
- Reflexionar.

Por otra parte, la evaluación de la calidad interna ayuda a:

- Informar y comprender sobre responsables, participantes y comunidad sanitaria.
- El desarrollo propio: defenderlo, apoyarlo y propagarlo.
- Justificar la toma de decisiones y distribuir recursos.
- Configurar políticas sanitarias.

Solucionario Capítulo 6

1. De las siguientes afirmaciones, diga cuál es verdadera o falsa.

a. El técnico de trasporte sanitario desarrolla su ejercicio profesional en el ámbito de la asistencia sanitaria prehospitalaria, dentro de un sistema de emergencias médicas que puede pertenecer al Sistema Nacional de Salud o al sector sanitario privado. El objetivo, en ambos casos, es el mismo, así como sus funciones y responsabilidades.

☐ Verdadero
☑ **Falso**

b. En el ámbito sanitario, no es necesaria una formación continuada a lo largo de toda la vida profesional, ya que la sanidad no es una ciencia en continuo cambio.

☐ Verdadero
☑ **Falso**

c. *Lex artis ad hoc* es la conducta que el profesional sanitario nunca debe tener en su trabajo, según el estado de la ciencia.

☐ Verdadero
☑ **Falso**

d. La Ley General de Sanidad se basa en los artículos 43 y 49 de la Constitución Española, que reconocen el derecho de todos los ciudadanos a la protección de la salud y requieren de los poderes públicos la adopción de las medidas idóneas para llevarla a la práctica.

☑ **Verdadero**
☐ Falso

e. La Constitución Española de 1978, en su artículo 43, establece que los poderes públicos mantendrán un régimen público de Seguridad Social para todos los ciudadanos que garantice la asistencia y prestaciones sociales suficientes ante situaciones de necesidad.

☐ Verdadero
☑ **Falso**

2. Complete el siguiente texto.

Los pacientes tienen **todo** el derecho a conocer, con motivo de **cualquier** actuación en el ámbito de su salud, toda la **información** disponible sobre la misma, salvando los supuestos exceptuados por la **ley.** Además, toda persona tiene derecho a que se respete su voluntad de no ser **informada.** La información, que, como regla general, se proporciona verbalmente dejando constancia en la **historia clínica,** comprende, como mínimo, la finalidad y la naturaleza de cada intervención, sus riesgos y sus **consecuencias.**

3. Los riesgos ergonómicos son:

a. **Aquellos que afectan al trabajador por el uso de instrumentos médicos y materiales de control, por las estructuras de establecimiento y de las instalaciones sanitarias y por el uso de técnicas manuales y aquellas en las que se tenga que emplear la fuerza y permanecer en posturas no ergonómicas.**

b. Aquellos que comprometen la salud del trabajador por la exposición a sustancias químicas. Por lo general, producen afectación de la piel y aumento de la prevalencia de tumores.

c. Aquellos relacionados con la economía del Estado.

d. Aquellos que no se pueden encuadrar dentro de ningún tipo de riesgo.

4. Relacione cada elemento de la columna izquierda con el correspondiente riesgo de la columna derecha.

RIESGOS FÍSICOS:

- Cortes por objetos punzantes.
- Rayos X.
- Descarga eléctrica.
- Sobreesfuerzos en la movilización.

RIESGOS QUÍMICOS:

- Agentes citotóxicos.
- Esterilizantes.
- Anestésicos.

RIESGOS BIOLÓGICOS:

I Sangre.
I Bacterias.
I Líquido cefalorraquídeo.

5. El ruido es un factor de riesgo importante si se trabaja en...

a. ... la cocina de un hospital.
b. ... una clínica dental.
c. ... la sala de espera de un centro de salud.
d. El ruido no es un factor de riesgo en el ámbito sanitario.

Diagnosis preventiva del vehículo y mantenimiento de su dotación material

Solucionario Capítulo 1

1. ¿Cuál de los siguientes dispositivos no pertenece al sistema de alimentación?

   a. **Bendix.**
   b. Cuba.
   c. Válvula EGR.
   d. Todas las opciones son correctas.

2. Con la implantación de medidas ecológicas contra la polución de los vehículos, ¿qué sistemas surgieron?

   a. Sobrealimentación.
   b. Catalizadores.
   c. Válvula EGR.
   d. **Las opciones b y c son correctas.**

3. ¿Qué tipos de sistema de inyección existen?

   a. Directa.
   b. Indirecta.
   c. Sicodélica.
   d. **Las opciones a y b son correctas.**

4. En la puesta en marcha de un motor existen tres elementos esenciales que forman parte del sistema de arranque...

   a. ... inyectores, piñón de ataque y bendix.
   b. **... bendix, motor eléctrico y piñón de ataque.**
   c. ... colector de admisión, bujías y relé.
   d. ... válvula de escape, inducción y bendix.

5. ¿Cómo se llama el módulo que registra todas las incidencias y averías del ECU?

   a. De prevención de riesgos.
   b. De gestión de averías.

c. **De supervisión de averías.**

d. Todas las opciones son correctas.

Solucionario Capítulo 2

1. **La caja de cambios de selección manual de velocidades forma parte del sistema...**

    a. ... eléctrico.
    b. ... de transmisión.
    c. ... de tracción.
    d. ... de embrague.

2. **De las siguientes afirmaciones, diga cuál es verdadera o falsa.**

    a. Las ruedas forman parte y participan de las funciones del sistema de suspensión.

       ☑ **Verdadero**
       ☐ Falso

    b. Si los vehículos dispusieran de la caja de cambios, podrían circular por las vías sin problemas.

       ☑ **Verdadero**
       ☐ Falso

    c. El punto neutral o muerto no se consigue dejando la palanca selectora en el punto donde no engrana con ningún piñón.

       ☐ Verdadero
       ☑ **Falso**

    d. La transmisión tiene como principal función la de trasladar el movimiento de la caja de cambios a las ruedas motrices y participar en la desmultiplicación total del giro del motor.

       ☑ **Verdadero**
       ☐ Falso

3. **Complete las siguientes oraciones:**

El control de tracción es un sistema de **seguridad** automovilística diseñado para prevenir la pérdida de **adherencia** cuando el conductor se excede en la aceleración del vehículo o cuando realiza un cambio brusco en la dirección.

El conjunto de dispositivos que tienen como misión convertir el giro del **volante** de la dirección que hace el conductor en giro angular de las ruedas, constituyen el sistema de **dirección** del automóvil.

4. **¿Qué es la carrocería autoportante?**

   a. Es una carrocería capaz de realizar la misión de bastidor.
   b. La carrocería es el espacio estructural metálico sobre el que se montan los demás órganos del vehículo.
   c. **Las opciones a y b son correctas.**

5. **¿Cuál de estas respuestas no es correcta con respecto a las características del sistema de suspensión?**

   a. Elasticidad.
   b. Estabilidad.
   c. **Seguridad.**
   d. Antibalanceo.
   e. Durabilidad.

6. **El movimiento rotativo del motor es trasladado a la caja de cambios, por medio del...**

   a. ... cigüeñal.
   b. **... embrague.**
   c. ... pedal de freno.
   d. ... acelerador.

7. **Complete las siguientes oraciones:**

La mayor parte de las averías del embrague se producen por un **empleo inadecuado** de este por parte del conductor.

Para contener la marcha del automóvil se aprovecha, en primer lugar, **la resistencia al giro** que opone el motor cuando es arrastrado desde las ruedas motrices por el impulso del vehículo.

Normalmente, se consideran buenos frenos los que tienen una eficacia del orden del **80 %**, del cual es difícil pasar.

El desgaste de las zapatas (frenos de las llantas traseras) puede notarse a través del **freno de mano,** pues si el recorrido de este es muy bajo, es hora de cambiarlas

8. **De las siguientes afirmaciones, diga cuál es verdadera o falsa.**

   a. Las pastillas de freno sufren desgaste muy lentamente, se pueden cambiar por periodos largos.

      ☐ Verdadero
      ☑ **Falso**

   b. Evitar el bloqueo de las ruedas de un vehículo es una de las exigencias que presenta mayor complejidad, debido a la diversidad de parámetros que deben considerarse.

      ☑ **Verdadero**
      ☐ Falso

   c. La mordaza de frenos es el soporte de las pastillas y los pistones de freno.

      ☑ **Verdadero**
      ☐ Falso

   d. A doble velocidad del vehículo, doble distancia de frenada.

      ☐ Verdadero
      ☑ **Falso**

9. **¿Cuáles de las siguientes afirmaciones son correctas?**

   a. **A 50 km/h, con buenos frenos, la distancia de frenada es de 12,5 m.**
   b. A 60 km/h, con buenos frenos, la distancia de frenada es de 36 m.

    c. **A 60 km/h, con malos frenos, la distancia de frenada es de 36 m.**

    d. A 100 km/h, con buenos frenos, la distancia de frenada es de 200 m.

10. Relacione los siguientes conceptos.

    a. Fading.

    b. Sistema antibloqueo de ruedas.

    c. Programa electrónico de estabilidad.

    d. Cojinete de empuje.

    e. Cilindro maestro.

    d. ESP.

    e. Sistema antibloqueo.

    a. Sistema de embrague.

    c. Pérdida de eficacia en frenada en caliente.

    b. ABS.

Solucionario Capítulo 3

1. **El sistema de generación y almacenamiento está constituido, además de por el regulador de voltaje, la batería y el interruptor de excitación del generador, por:**

    a. El condensador.
    b. El compresor.
    c. El generador.
    d. El alternador.

2. **Complete las siguientes oraciones:**

    a. Cuando se acciona la llave de contacto en posición de arranque, la corriente llega al **electroimán del selenoide** y este, al magnetizarse, atrae al áncora que a la vez presiona el muelle.
    b. La iluminación eléctrica se basa en la luz que genera el filamento incandescente de una bombilla o lámpara. Este efecto es producido por el **calentamiento del filamento,** el cual se pone al rojo vivo y luego en blanco y no abandona este estado hasta que no se le corte el suministro eléctrico.
    c. El cristal de cuarzo de las lámparas halógenas no debe ser tocado con las **manos,** pues se ennegrecen por acción de los **ácidos grasos** que elimina la piel.
    d. La luz de corto alcance o cruce debe poder iluminar a una distancia de **40 m** como mínimo.

3. **Indique cuáles de los siguientes elementos pertenecen a la seguridad activa y cuáles a la pasiva.**

    a. Sistema de frenado. **ACTIVA**
    b. Airbag. **PASIVA**
    c. Cinturones de seguridad. **PASIVA**
    d. Reposacabezas. **PASIVA**
    e. Carrocería y chasis. **PASIVA**
    f. Sistema de suspensión. **ACTIVA**
    g. ABS. **ACTIVA**
    h. Neumáticos. **ACTIVA**
    i. Cristales. **PASIVA**

4. **¿A qué distancia hay que colocar una ambulancia en un accidente de tráfico para asegurar la zona, si se ha sido el primero en llegar al lugar?**

    a. 100 m.
    b. 80 m.
    c. 50 m.
    d. 25 m.
    e. 15 m.

5. **Exponga al menos cuatro casos en los que es recomendable hacer uso de las señales acústicas.**

Las señales acústicas deberán usarse en los siguientes casos:

- Circulación colapsada.
- Circulación fluida pero densa.
- Adelantamientos en vías de un solo carril por sentido.
- Cruces con semáforo en rojo o ámbar, haciendo uso de los mismos, como mínimo, 50 m antes de la llegada a la intersección. Se recomienda aminorar la marcha.
- Cruces sin semáforo, se tenga o no preferencia de paso. También se disminuirá la velocidad.
- Calles o vías con gran afluencia de gente o pasos de peatones.
- Cuando se realicen invasiones del carril de sentido contrario.
- En curvas o rasantes con mala o nula visibilidad.
- Cuando, por imperativos de emergencia, se realicen maniobras de especial riesgo, como el acceso a una calle por sentido contrario.
- En todas aquellas situaciones no descritas en las cuales su uso suponga un aumento de la seguridad para los otros ocupantes de la vía pública y para la propia unidad.

6. **De las siguientes afirmaciones, diga cuál es verdadera o falsa.**

    a. Es recomendable usar las señales acústicas cuando se está cerca del hospital.

        ☐ Verdadero
        ☑ **Falso**

b. Cuando se circula en servicio de urgencias por una calle con gran afluencia de gente o paso de peatones, se pondrán preferentemente las señales luminosas.

    ☐ Verdadero
    ☑ **Falso**

c. El sistema antibloqueo ABS aumenta la distancia de frenado.

    ☐ Verdadero
    ☑ **Falso**

d. El cinturón de seguridad es imprescindible para cualquier ocupante, básico para la seguridad en caso de impacto.

    ☑ **Verdadero**
    ☐ Falso

7. Complete las siguientes oraciones:

a. Los acumuladores consisten en un recipiente lleno de una solución de **ácido sulfúrico** como electrolito, donde se sumergen dos placas hechas de una malla muy fina de plomo, rellenas, una de óxido de **plomo** y otra de plomo finamente dividido en forma esponjosa.

b. El sistema de encendido debe producir en el momento exacto una **chispa** en cada uno de los **cilindros del motor.**

c. El inducido, o rotor, es la parte móvil del motor de arranque; tiene tres partes fundamentales: **el bobinado, el tambor y el colector.**

d. Utilizando simultáneamente cristal de cuarzo en lugar de vidrio convencional, se pueden alcanzar **temperaturas muy superiores** a las de las lámparas convencionales.

Solucionario Capítulo 4

1. **¿Qué son los fómites?**

   Son objetos que han sido recientemente contaminados, por la que se convierten en mecanismos patógenos o de transmisión.

2. **Respecto a los principales objetivos de la limpieza, diga cuál de las siguientes afirmaciones es verdadera o falsa.**

   a. Remover y eliminar los restos de materia orgánica e inorgánica presentes en los objetos.

   ☑ **Verdadero**
   ☐ Falso

   b. Proteger y prevenir del posible contagio de enfermedades causadas por microorganismos a la ambulancia.

   ☐ Verdadero
   ☑ **Falso**

   c. Contribuir como proceso concomitante o previo a los procesos de desinfección y esterilización.

   ☑ **Verdadero**
   ☐ Falso

   d. El deterioro del instrumental, materiales y de su funcionamiento.

   ☐ Verdadero
   ☑ **Falso**

3. **¿Qué es la cadena epidemiológica?**

   a. Es una enfermedad transmisible.
   b. **Es el conjunto de elementos que definen una enfermedad transmisible.**

c. Es un término que utilizan los epidemiólogos para definir las enfermedades transmisibles.

d. Las opciones a y c son correctas.

4. **Los materiales fungibles o reutilizables se clasifican, según en que parte anatómica se utilizan, en...**

    a. ... limpios, desinfectados y estériles.

    b. ... fungibles, reutilizables y DMSU.

    c. ... críticos, semicríticos y no críticos.

    d. ... quirúrgicos, traumatológicos y especializados.

5. **¿Cuáles de las siguientes afirmaciones se corresponden con el procedimiento básico de la limpieza?**

    a. Enjuagar con agua fría para eliminar la materia orgánica adherida. No se emplea agua caliente, porque coagula las proteínas y dificulta la limpieza.

    b. Lavar con agua fría y jabón, cepillando o frotando con fuerza para eliminar todos los restos.

    c. Enjuagar con agua tibia.

    d. No secar con paños, pero sí con pistolas a presión.

6. **Complete la siguiente oración:**

El **comité de infecciones** es el máximo organismo responsable del control de infecciones en el hospital. Es una comisión que depende de **la dirección médica** y que está relacionada con el programa de calidad asistencial. Sus competencias incluyen todo lo que tiene que ver con la prevención y control de las **infecciones** que pueden transmitirse en el hospital (infecciones **nosocomiales**) a los pacientes, al personal que trabaja con ellos y a los visitantes.

7. **¿Qué dos agentes constituyen la causa más común de deterioro del acero inoxidable?**

    a. El agua y la lejía.

    b. El alcohol y clorexidina.

    c. La sangre y la solución salina.

    d. El detergente y la temperatura.

8. ¿Cuál de las siguientes no es una medida de precaución con el uso de detergentes?

   a. Es necesario tener preparado un producto neutralizante químico del detergente, un kit de primeros auxilios y líquidos para lavados oculares para casos de salpicaduras.

   b. **No es necesario llevar siempre ropa impermeable de protección, pero sí guantes resistentes a sustancias químicas y protección ocular por si hubiera salpicaduras.**

   c. Después de quitarse la ropa de protección al finalizar la desinfección, lavarse y secarse las manos.

Solucionario Capítulo 5

1. Complete el siguiente párrafo.

La diferencia existente entre antisépticos y desinfectantes, partiendo del hecho de que el objetivo de ambos es el mismo, radica en el grado de **concentración** que presentan. Así, los **desinfectantes** se presentan en dosis altas, las cuales provocarían lesiones en los tejidos vivos, mientras que los **antisépticos** se presentan con dosis bajas, que no provocan lesiones en tejidos vivos.

2. ¿Cuál de las siguientes respuestas obedece a métodos físicos de desinfección?

    a. La acción de las lavadoras ultrasónicas se lleva a cabo generando pequeñas burbujas de gas que producen vacío alrededor de la suciedad y vibraciones ultrasónicas para remover la materia orgánica.

    b. Comprende la utilización de una serie de sustancias químicas, generalmente en presentación líquida o en solución jabonosa, que se ponen en contacto con el material que se va desinfectar durante un tiempo determinado según el producto.

    c. Ebullición: este método utiliza el agua hirviendo a temperaturas muy altas para lograr la desinfección.

    d. Las opciones a y c son correctas.

3. ¿Cuál es el nivel de desinfección que elimina formas vegetativas de bacterias, hongos y virus, aunque no sus formas esporas?

    a. Nivel bajo.
    b. Nivel alto.
    c. Nivel intermedio.
    d. Nivel superior.

4. Los materiales fungibles o no fungibles que entran en contacto con cavidades estériles del organismo o del tejido vascular se consideran...

    a. ... materiales no críticos.
    b. ... materiales semicríticos.

    c. ... **materiales críticos.**

    d. ... materiales casi críticos.

5. **Cuando el desinfectante se introduce en un recipiente especifico que permite proyectarlo al ambiente y las gotas que produce son de gran tamaño, se denomina...**

    a. ... inmersión.

    b. ... loción.

    c. ... vaporización.

    d. ... fumigación.

    e. ... **pulverización.**

6. **Con respecto a las características que debe reunir un buen desinfectante o antiséptico, diga cuál de las siguientes afirmaciones es verdadera o falsa.**

    a. No tener amplio espectro y alto poder germicida.

        ☐ Verdadero
        ☑ **Falso**

    b. Gran capacidad de penetración.

        ☑ **Verdadero**
        ☐ Falso

    c. No ser compatible con jabones u otras materias químicas con las que se combina en preparaciones farmacéuticas.

        ☐ Verdadero
        ☑ **Falso**

    d. Estabilidad tras la disolución.

        ☑ **Verdadero**
        ☐ Falso

    e. No ser corrosivo para los objetos/superficies sobre los que se aplica.

        ☑ **Verdadero**
        ☐ Falso

f. No ser irritante ni tóxico para tejidos, piel o mucosas.

☑ **Verdadero**
☐ Falso

g. No ser económico.

☐ Verdadero
☑ **Falso**

7. La principal diferencia entre disolvente y soluto es:

a. **Que el disolvente está en mayor cantidad.**
b. Que el soluto siempre es sólido.
c. Que la disolución no está en el mismo estado que el disolvente.
d. Las opciones a y c son correctas.

8. Relaciones los diferentes conceptos:

a. Glutaraldehído.
b. Alcohol.
c. Compuestos clorados.
d. Amoniaco cuaternario.
e. Agua oxigenada.
f. Povidona yodada.
g. Gluconato de clorhexidina

c. No debe utilizarse en desinfección instrumental.
a. El más potente como desinfectante.
b. Desinfectante intermedio.
f. Se usa en la desinfección de la piel.
d. Destaca por su poder oxidativo.
e. Sobre todo, elimina restos orgánicos.
g. Tiene acción bactericida, viricida y esporicida.

Solucionario Capítulo 6

1. ¿Qué es la esterilización?

    a. Es un estado en el que están todos los elementos de un hospital.

    b. Es la ausencia de materia orgánica o inorgánica de los materiales hospitalarios o prehospitalarios.

    c. En realidad, la esterilización no es un estado o realidad sino más bien una tendencia de una situación ideal del material estéril.

    d. Es la inexistencia de microorganismos menos las esporas.

2. ¿Qué materiales se deben de esterilizar?

    a. Semicríticos.

    b. Críticos.

    c. No críticos.

    d. Las opciones a y b son correctas.

3. La eficiencia del vapor como agente esterilizador depende de...

    a. ... la humedad.

    b. ... el calor.

    c. ... la penetración.

    d. ... la mezcla de vapor y aire puro.

    e. Todas las opciones son correctas.

4. Señale de entre las siguientes opciones los métodos de esterilización química.

    a. Gas de óxido de etileno.

    b. Horno Pasteur.

    c. Plasma de peróxido de hidrógeno.

    d. Autoclave.

5. **Complete la siguiente oración:**

El calor húmedo en forma de **vapor saturado** a presión es muy eficaz para la destrucción de toda forma de vida microbiana, incluso **las esporas.** La acción esterilizante se produce por el doble efecto **del calor y de la humedad.** El vapor penetra a través de las células, ocasionando la muerte de las mismas.

6. **Relacione los siguientes conceptos.**

 a. Plasma de peróxido de hidrógeno. **MÉTODO QUÍMICO**
 b. Vapor de peróxido de hidrógeno. **MÉTODO QUÍMICO**
 c. Horno Pasteur. **MÉTODO FÍSICO**
 d. Inmersión de ácido peracético. **MÉTODO QUÍMICO**
 e. Estufa Poupinell. **MÉTODO FÍSICO**
 f. Inmersión en glutaraldehído. **MÉTODO QUÍMICO**
 g. Gas de óxido de etileno. **MÉTODO QUÍMICO**
 h. Autoclave. **MÉTODO FÍSICO**

7. **De las siguientes frases, diga cuál es verdadera o falsa.**

 a. Para asegurar la calidad del procedimiento y método, es indiscutible el uso de indicadores para monitorizar la esterilización.

  ☑ **Verdadero**
  ☐ Falso

 b. El calor húmedo en forma de vapor saturado a presión no es eficaz para la destrucción de toda forma de vida microbiana, incluso las esporas.

  ☐ Verdadero
  ☑ **Falso**

 c. La esterilización es el proceso radical de eliminación de todos los gérmenes, incluidas sus formas más resistentes, que son las esporas.

  ☑ **Verdadero**
  ☐ Falso

d. Es importante tener siempre en cuenta que la acción microbicida del calor no está condiciona por varios factores, como la presencia de materia orgánica o suciedad en los materiales.

☐ Verdadero
☑ **Falso**

Solucionario 3

Valoración inicial del paciente en urgencias o emergencias sanitarias

Solucionario Capítulo 1

1. **La epidemiología estudia...**

   a. ... la frecuencia.
   b. ... la distribución.
   c. ... los determinantes.
   d. Todas las opciones son correctas.

2. **El Soporte Vital Básico consta de las siguientes fases:**

   a. Apertura de la vía aérea, ventilación o respiración artificial y valoración sensorial.
   b. Ventilación, respiración artificial y valoración circulatoria.
   c. Apertura de la vía aérea, ventilación o respiración artificial y valoración circulatoria.
   d. Valoración de la circulación, valoración sensorial y ventilación.

3. **¿Qué no se debe hacer en la fase de apertura de la vía aérea?**

   a. Maniobra frente-mentón.
   b. Maniobra de tracción mandibular.
   c. Retirar, si los hubiera, cuerpos extraños en la vía aérea.
   d. No manipular las cervicales del paciente. Da igual como haya quedado expuesta, se quedará tal y como estuviera.

4. **En la fase de transporte del paciente, debemos tener claro que...**

   a. ... el destino al que queremos hacer llegar al paciente esté preparado para ello.
   b. ... el centro de destino no debe saber que pretendemos llevar al paciente allí.
   c. ... el camino a elegir es el más corto, aunque no sea el más seguro.
   d. ... una vez en el centro receptor, no tenemos por qué dar los datos de la asistencia previa.

5. ¿Cuál de estas no es una característica de una emergencia?

   a. Pone en peligro la función de algún órgano del paciente.
   b. **Genera la necesidad de atención sanitaria por conciencia del propio paciente o por sus familiares.**
   c. Pone en peligro de manera inmediata la vida del paciente.
   d. La aplicación de los primeros auxilios es de vital importancia.

Solucionario Capítulo 2

1. **De las siguientes, indique cuál no forma parte de la estructura de la célula:**

   a. Membrana celular
   b. Citoplasma
   c. Núcleo
   d. Plaqueta

2. **A qué tipo de tejido corresponde la siguiente descripción: "Está formado por distintos tipos de células, separadas por un material que ellas mismas crean".**

   a. Tejido nervioso
   b. Tejido epitelial
   c. Tejido muscular
   d. Tejido conjuntivo

3. **Si dividiéramos el cuerpo en dos partes no iguales, en las que el cuerpo quedara seccionado en una parte anterior y otra posterior, diríamos que hemos realizado un corte desde el plano...**

   a. ... sagital o medial.
   b. ... frontal o coronal.
   c. ... transversal o medial.
   d. ... horizontal o transversal.

4. **¿Cuál es el orden correcto de las partes del tracto respiratorio superior?**

   a. Nariz, cavidad nasal, boca, garganta, faringe y laringe.
   b. Cavidad nasal, boca, nariz, garganta o laringe y faringe.
   c. Nariz, cavidad oral, cavidad nasal, garganta o faringe y laringe.
   d. Nariz, cavidad nasal, boca, garganta o faringe y laringe.

5. De las siguientes afirmaciones, diga cuál es falsa con respecto al sistema tegumentario.

    a. Tiene función protectora.

    b. Tiene función de control de balance hormonal.

    c. Está relacionado con el sentido del tacto.

    d. Interviene en el metabolismo de la vitamina D.

Solucionario Capítulo 3

1. Indique cuál de las siguientes definiciones de los distintos tipos de enfermedades es falsa:

   a. Las enfermedades ambientales son aquellas en las que todos los factores del medio ambiente influyen sobre el individuo.
   b. **La enfermedad de origen multifactorial se presenta como fruto de la interacción de dos factores.**
   c. Se llaman enfermedades exógenas a aquellas relacionadas con la acción directa del agente sobre el huésped.
   d. En las enfermedades endógenas la alteración se produce en el propio organismo, por una variación de los sistemas de regulación interna.

2. ¿Cuál de los siguientes órganos forma parte del sistema linfático?

   a. El timo
   b. Las amígdalas
   c. El bazo
   d. **Todas las opciones son correctas.**

3. De todas las opciones que se indican a continuación, ¿cuál puede verse implicada en una obstrucción respiratoria?

   a. **Tumores**
   b. Presencia de un cuerpo extraño en el estómago
   c. Lesiones diafragmáticas
   d. Enfermedades de las vías respiratorias bajas

4. El signo que da lugar a acidez estomacal o ardores, distensión gaseosa y flatulencias, dolor abdominal, eructos y náuseas se denomina:

   a. Disfagia
   b. Dispareunia
   c. **Dispepsia**
   d. Discinésia

5. ¿Cómo se denomina la inflamación por agentes infecciosos de la vejiga urinaria?

    a. Cólico nefrítico
    b. Pielonefritis
    c. Uretritis
    d. Cistitis

Solucionario Capítulo 4

1. **Indique, de las siguientes afirmaciones, cuál es falsa:**

   a. El pulso cardíaco solo se puede determinar en zonas donde se pueda presionar una arteria contra otra superficie corporal rígida (como un músculo o una arteria).
   b. **La frecuencia respiratoria puede medir en 10 segundos y luego se multiplica por 6.**
   c. Consideramos febrícula cuando la temperatura corporal va desde los 37,1 °C hasta 37,9 °C.
   d. Para determinar la tensión arterial de una persona debemos tener en cuenta el diámetro de su brazo, ya que todos los esfigmomanómetros no sirven para todos los pacientes.

2. **¿Cuál de estos grupos tiene la temperatura corporal más elevada en condiciones normales?**

   a. Los niños
   b. Los adultos
   c. **Las gestantes**
   d. Los ancianos

3. **¿En qué etapa de la valoración inicial evaluamos si la perfusión sanguínea a los capilares es adecuada?**

   a. En la fase A
   b. En la fase B
   c. **En la fase C**
   d. En la fase D

4. **Indique qué grupo de signos son habituales en un episodio de hipoxia:**

   a. Cianosis, confusión mental y dificultad en el razonamiento.
   b. Disminución de la coordinación muscular y problemas de visión borrosa.
   c. Sensación de falta de aire, dolor de cabeza y aumento de la profundidad de las respiraciones.
   d. **Todas las opciones son correctas.**

5. **Cuando se produce una hemorragia, ¿por qué tiende la sangre a abandonar los capilares sanguíneos?**

   a. **Porque se acumula en los órganos vitales para que estos no fallen por falta de sangre.**

   b. Es un signo del *shock* hipovolémico.

   c. Porque los capilares se bloquean ya que no necesitan oxígeno.

   d. Sucede de manera aleatoria, no siempre se mantienen irrigados los órganos vitales.

Solucionario Capítulo 5

1. **¿Qué es una base de datos clínicos y administrativos en la que se recogen los datos de la historia clínica de un paciente tras su alta médica?**

   a. Los datos administrativos del paciente.
   b. **El conjunto mínimo básico de datos.**
   c. El conjunto básico mínimo de datos.
   d. Los datos personales y antecedentes hospitalarios del paciente.

2. **¿Cuál de los siguientes se pueden incluir dentro de los datos administrativos del paciente en el CMBD?**

   a. Fecha de nacimiento.
   b. Diagnósticos secundarios.
   c. **Lugar de procedencia.**
   d. Procedimientos quirúrgicos anteriores.

3. **¿Qué cree que es más importante en el momento de registrar un caso de hemorragia?**

   a. El lugar en el que se ha producido la lesión que ha provocado la hemorragia.
   b. La cantidad de sangre (en mililitros) que se ha perdido.
   c. Que el paciente nos indique el grupo sanguíneo que tiene.
   d. **La hora a la que se ha producido el inicio del sangrado.**

4. **De los siguientes, ¿cuáles son patologías que se pueden considerar de base para incluirlas en el registro inicial de un paciente?**

   a. Enfermedades degenerativas neurológicas.
   b. Personas con problemas de inmunidad o procesos oncológicos.
   c. Insuficiencia renal.
   d. **Todas las opciones son correctas.**

5. **De las siguientes afirmaciones, diga cuál es falsa:**

  a. Los dispositivos de inmovilización son parte de las responsabilidades del técnico en emergencias sanitarias.

  b. **La rúbrica del personal sanitario que atiende a las emergencias no tiene ninguna validez legal a no ser que se trate del médico que la firma.**

  c. El registro UTSTEIN se creó para tomar nota de todos los parámetros que tienen que ver con la parada cardiorrespiratoria.

  d. Para el uso del desfibrilador semiautomático se deberá conocer la normativa autonómica y local con respecto a la formación necesaria para poder usarlo.

Solucionario 4
Soporte Vital Básico

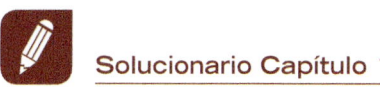

Solucionario Capítulo 1

1. **¿Cuál de las siguientes condiciones justifica el uso de soporte ventilatorio?**

   a. Dolor de cabeza
   b. Apnea o dificultad respiratoria severa
   c. Presión arterial baja
   d. Pérdida de conciencia sin dificultad respiratoria

2. **Indique si la siguiente oración es verdadera o falsa:**

   "En un lactante con obstrucción completa de la vía aérea, se deben realizar compresiones abdominales como en adultos".

   ☐ Verdadero
   ☑ **Falso**

3. **Complete:**

   Los dispositivos orofaríngeos se colocan en pacientes **inconscientes** para mantener la vía aérea abierta.

4. **¿Cuál es el primer paso al usar un DESA?**

   a. Aplicar una descarga sin verificar el ritmo.
   b. Encender el dispositivo y seguir las instrucciones.
   c. Realizar RCP durante 10 minutos antes de encender el DESA.
   d. Esperar a que lleguen los servicios de emergencia antes de usarlo.

5. **Complete:**

   Si una persona está inconsciente, pero respira y tiene pulso, se debe colocar en posición **lateral de seguridad** para mantener la vía aérea abierta.

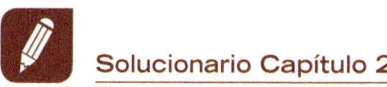

Solucionario Capítulo 2

1. **Indique si la siguiente oración es verdadera o falsa:**

   "Durante la valoración primaria de un paciente politraumatizado, la prioridad es identificar y tratar lesiones que pongan en riesgo inmediato la vida".

   ☑ **Verdadero**
   ☐ Falso

2. **En la biomecánica del trauma, la <u>energía</u> es clave para entender cómo las lesiones ocurren en el cuerpo.**

3. **¿Cuál de las siguientes NO es una prioridad en la valoración inicial del paciente politraumatizado?**

   a. Controlar las hemorragias severas
   b. Abrir y controlar la vía aérea
   c. Aplicar técnicas avanzadas de diagnóstico por imagen
   d. Efectuar una comprobación neurológica

4. **Relacione cada tipo de traumatismo con su característica principal:**

   a. Traumatismo torácico
   b. Traumatismo abdominal
   c. Traumatismo craneoencefálico
   d. Traumatismo de extremidades y pelvis

   <u>d.</u> Puede comprometer órganos vitales como el hígado o el bazo.
   <u>a.</u> Hay riesgo de hemorragia interna y fracturas múltiples.
   <u>c.</u> Está asociado a alteraciones de la conciencia y aumento de la presión intracraneal.
   <u>b.</u> Puede generar neumotórax o hemotórax.

5. ¿Cuál o cuáles de las siguientes técnicas son esenciales para el manejo de heridas en un paciente traumatizado?

    a. Limpiar de la herida.
    b. Aplicar un torniquete para hemorragias menores.
    c. Desinfectar adecuadamente.
    d. Cubrir la herida con un apósito estéril.

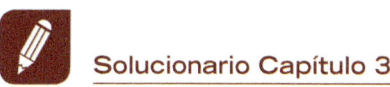

Solucionario Capítulo 3

1. **Indique si la siguiente oración es verdadera o falsa:**

   "El dolor torácico que irradia hacia el brazo derecho siempre indica un problema cardiaco".

   ☐ Verdadero
   ☑ **Falso**

2. **Rellene el espacio en blanco:**

   La posición ideal para un paciente con disnea severa es ***fowler / semifowler***.

3. **Indique si la siguiente oración es verdadera o falsa:**

   "La bradicardia se define como una frecuencia cardiaca menor a 60 lpm".

   ☐ Verdadero
   ☑ **Falso**

4. **Relacione cada síntoma con la patología más probable:**

   - **Dolor torácico opresivo** → Síndrome coronario agudo
   - **Disnea súbita y taquipnea** → TEP
   - **Sibilancias, tos y disnea** → ASMA

5. **Indique si la siguiente oración es verdadera o falsa:**

   "El tiraje intercostal es un signo de aumento del trabajo respiratorio".

   ☑ **Verdadero**
   ☐ Falso

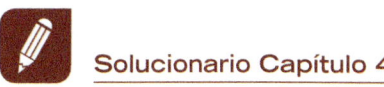

Solucionario Capítulo 4

1. **Indique si la siguiente oración es verdadera o falsa:**

   "El manejo adecuado de las emergencias neurológicas y psiquiátricas depende única-
   mente de la intervención farmacológica, sin necesidad de realizar una evaluación clínica
   exhaustiva".

   ☐ Verdadero
   ☑ **Falso**

2. **Relacione los síntomas con las patologías correspondientes:**

   a. Caída de la mitad de la cara
   b. Movimientos rítmicos y descoordinados
   c. Confusión y agitación psicomotriz
   d. Fiebre y rigidez en el cuello

   b. Crisis epiléptica
   a. Accidente cerebrovascular
   c. Golpe de calor
   d. Meningitis

3. **Indique si la siguiente oración es verdadera o falsa:**

   "La agitación psicomotriz puede ser causada por trastornos psiquiátricos, pero también
   puede ser consecuencia de emergencias neurológicas o infecciones graves".

   ☑ **Verdadero**
   ☐ Falso

4. **Indique si la siguiente oración es verdadera o falsa:**

   "El golpe de calor puede causar alteraciones del nivel de conciencia, deshidratación
   severa y aumento extremo de la temperatura corporal".

   ☑ **Verdadero**
   ☐ Falso

5. **Complete la oración:**

Cuando el paciente responde a estímulos verbales o dolorosos, pero vuelve a dormirse cuando el estímulo cesa, hablamos de **obnubilación**.

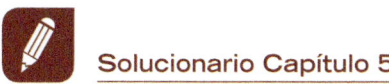

Solucionario Capítulo 5

1. **Señale si es verdadera o falsa la siguiente afirmación:**

   La hiperémesis gravídica consiste en la aparición de cifras de tensión arterial elevada durante el tercer trimestre de la gestación.

   ☐ Verdadero
   ☑ **Falso**

2. **Nombre los distintos tipos de aborto que se han mencionado en el capítulo.**

   Amenaza de aborto
   Aborto inminente
   Aborto en curso

3. **Relacione la semana de gestación que corresponda a cada etapa de desarrollo fetal.**

   a. Se produce el cierre del tubo neural.
   b. Su medida será entre 8 y 11 mm.
   c. Se diferencian los dedos de los pies.
   d. Tiene lugar la etapa llamada gastrulación.
   e. Los ojos comienzan a formarse.

   b. Semana 6
   c. Semana 7
   e. Semana 5
   d. Semana 3
   a. Semana 4

4. **¿Cómo se denomina el corte que se realiza en el periné para evitar desgarros y garantizar la salid del cráneo del bebé?**

   a. Litotomía
   b. Episiotomía
   c. Esplenectomía
   d. Perinectomía

5. Nombre los cinco aspectos valorados por el test utilizado para la valoración de la adaptación a la vida extrauterina del recién nacido o test de APGAR.

- Color.
- Frecuencia cardiaca.
- Irritabilidad refleja.
- Tono muscular.
- Esfuerzo respiratorio.

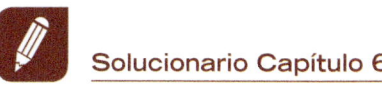

Solucionario Capítulo 6

1. ¿Cuál es un dato de identificación del paciente contemplados en el CMBD?

   a. Fecha de ingreso
   b. Diagnóstico principal
   c. Fecha de nacimiento
   d. Diagnóstico

2. ¿Cuál de los siguientes procesos están dentro de las emergencias dependientes de tiempo?

   a. Infarto
   b. Ictus
   c. Trauma grave
   d. Todas las opciones son correctas.

3. ¿Cuál de las siguientes opciones hace referencia a la medición de la saturación de oxígeno?

   a. Se expresa en milímetros de mercurio (mmHg).
   b. Se expresa en tanto por ciento.
   c. Se expresa en miligramos por decilitro (mg/dl).
   d. Se expresa en respiraciones por minuto (rpm).

4. ¿A qué corresponde la siguiente definición?

   Sistema de comunicación de los datos relativos a una parada cardiorespiratoria.

   a. Conjunto Mínimo Básico de Datos
   b. Hoja de constantes
   c. Registro Utstein
   d. Registro de parada

5. ¿Cuál de las siguientes opciones es incorrecta con respecto a los sistemas de comunicación de los transportes sanitarios?

   a. El equipo de comunicación debe dar respuesta al centro coordinador de forma inmediata.
   b. Los vehículos de transporte estarán dotados de distintos sistemas, fijos e inalámbricos.

c. **No se recomienda el uso de sistemas satélite para la comunicación.**

d. El técnico de transporte sanitario deberá conocer el funcionamiento y los protocolos de uso de cada dispositivo.

Apoyo al soporte vital avanzado

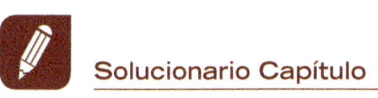

Solucionario Capítulo 1

1. **Respecto a las cánulas faríngeas, señale la opción incorrecta:**

    a. Son tubos rígidos o semirrígidos.
    b. Ayudan a mantener la apertura de la vía aérea.
    c. Facilitan la aspiración de secreciones.
    d. **Aíslan la vía aérea y previenen la broncoaspiración.**

2. **¿Cuál de las siguientes afirmaciones sobre las vías venosas periféricas es cierta?**

    a. La vía periférica más utilizada es la yugular externa.
    b. La vía venosa central es la vía de elección.
    c. **Las vías centrales deben ser canalizadas con rapidez para interrumpir las maniobras de RCP el menor tiempo posible.**
    d. Los fluidos que se recomienda administrar son soluciones glucosadas.

3. **¿Cuál de las siguientes afirmaciones no es correcta?**

    a. La intubación endotraqueal es el método de elección para el aislamiento definitivo de la vía aérea.
    b. No debemos tardar más de 30 segundos en realizar la técnica.
    c. **En el caso de los varones se suele emplear un tubo endotraqueal del n° 8.**
    d. La maniobra de Sellick nos puede servir de ayuda para proceder a la intubación.

4. **Señale la afirmación correcta:**

    a. El sondaje nasogástrico nunca debe realizarse por vía oral en pacientes con traumatismo craneoencefálico.
    b. **No debe intentarse el sondaje vesical cuando existan dudas sobre la integridad uretral.**
    c. La inserción de la sonda nasogástrica puede provocar distensión gástrica y dificultar la ventilación.
    d. No se recomienda el sondaje vesical de pacientes en situación de PCR.

5. ¿Cuál de las siguientes indicaciones de ventilación mecánica es falsa?

    a. Glasgow < 9.
    b. Taquipnea (>35 rpm).
    c. Saturación < 90 % con aporte de oxígeno.
    d. Parada respiratoria.

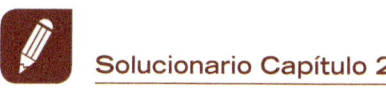

Solucionario Capítulo 2

1. Seleccione si la siguiente afirmación es verdadera o falsa.

   La atropina está indicada en pacientes en situación de PCR cuyo ritmo sea asistolia o una disociación electromecánica, en una única dosis de 3 mg IV.

   ☐ Verdadero
   ☑ **Falso**

2. Respecto a las vías de administración de fármacos, señale la respuesta falsa:

   a. La vía periférica más utilizada es la antecubital.
   b. La vía venosa central es una alternativa a la vía venosa periférica.
   c. La vía intraósea se utiliza con mayor frecuencia en niños que en adultos.
   d. **La ERC** *(European Resuscitation Council)* **desde su revisión de 2010 recomienda la administración de fármacos a través de la vía endotraqueal.**

3. Ante un paciente en PCR por FV/TVSP refractaria a los tres primeros choques eléctricos está indicada la administración de una dosis inicial de amiodarona de 300 mg en bolo IV.

   ☑ **Verdadero**
   ☐ Falso

4. En la columna A se recogen varios fármacos utilizados en SVA, y en la columna B las situaciones en las que están indicados. Enlace ambas columnas según corresponda:

COLUMNA A	COLUMNA B
Atropina	**Bradicardia sintomática**
Adrenalina	**PCR por FV/TVSP y ritmos no desfibrilables**
Amiodarona	**PCR por FV/TVSP**
Adenosina	**Arritmias periparo**

5. ¿Cuál de los siguientes medicamentos no se encuentra entre la medicación por vía oral con la que debe contar una ambulancia medicalizada?

    a. AAS (ácido acetilsalicílico).
    b. Paracetamol.
    c. Nitroglicerina sublingual.
    d. ARA II (antagonista de receptores de angiotensina II).

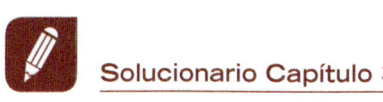

Solucionario Capítulo 3

1. **Seleccione si las siguientes afirmaciones son verdaderas o falsas.**

   a. La maniobra frente-mentón se realiza apoyando una mano en la frente para inclinar la cabeza hacia atrás, y los dedos 2º y 3º de la otra en el mentón para elevar la barbilla y está especialmente indicada ante un paciente con sospecha de traumatismo cráneo-encefálico o lesión de la columna cervical.

   ☐ Verdadero
   ☑ **Falso**

   b. Para el control de las hemorragias externas se realizará presión directa sobre el punto sangrante con gasas o apósitos estériles durante al menos 10 minutos y los primeros apósitos no se deben retirar nunca.

   ☑ **Verdadero**
   ☐ Falso

2. **Señale cuál de las siguientes medidas de seguridad se debe adoptar en la escena de un accidente:**

   a. Advertir de nuestra presencia mediante las señales luminosas y acústicas de la ambulancia y mediante el correcto balizamiento de la zona del accidente.
   b. No bajarse de la ambulancia hasta que se encuentre completamente detenida y hayamos realizado una rápida inspección del entorno.
   c. La ambulancia se deberá estacionar en lugar seguro y visible.
   d. **Todas las opciones son correctas.**

3. **Relacione los siguientes conceptos.**

   a. Maniobra frente-mentón
   b. Toracocentesis
   c. Vendaje compresivo
   d. Sellado valvular

c. Control de hemorragias
a. Apertura de vía aérea
d. Neumotórax abierto
b. Neumotórax a tensión

4. **Respecto al rescate de las víctimas, señale la opción incorrecta:**

   a. Realizar una rápida valoración de todas las víctimas.
   b. Identificación de las personas atrapadas.
   c. Colaboración entre los distintos equipos de rescate intervinientes.
   d. **La realización de soporte vital in situ está contraindicada.**

5. **Enumere los objetivos generales de la Medicina de Catástrofe.**

   I Lograr mejorar el pronóstico vital y orgánico del mayor número posible de víctimas.
   I La atención médica de las víctimas durante su liberación por parte de los equipos de salvamento.
   I La realización de intervenciones terapéuticas en condiciones de precariedad con el fin de asegurar la supervivencia de la víctima.
   I La evacuación de los heridos de una forma ordenada.

6. **Señale al menos 3 diferencias entre la Medicina Convencional y la Medicina de Catástrofe.**

   A continuación se enumeran las diferencias existentes entre la Medicina Convencional y la Medicina de Catástrofe:

   a. En la medicina de catástrofe es fundamental establecer unas prioridades de actuación, para lo cual nos vamos a valer de técnicas de clasificación como el triaje.
   b. Otro de los elementos que diferencia a la medicina de catástrofes de la medicina convencional es el factor tiempo. En la medicina de catástrofe se debe actuar en el menor tiempo posible con el fin de evitar un desenlace fatal, sin que esta celeridad conlleve un deterioro de la calidad asistencial.
   c. Otra característica diferencial de la medicina de catástrofe es que en esta disciplina la información va a ser limitada, ya que el estado de gravedad del paciente y la premura de tiempo con la que debemos actuar impide la realización de una completa anamnesis y limita la obtención de

información, a diferencia de la medicina convencional, que se caracteriza por la realización de una exhaustiva y completa historia clínica.

d. El contexto en el que se desarrolla la medicina de catástrofe va a llevar implícita una gran carga emocional debido al carácter inesperado de estas situaciones y a la gravedad de la propia situación.

e. En una situación de catástrofe, la demanda asistencial no es controlable, por lo que la actividad de la medicina de catástrofe será imprevisible y deberá ir adecuándose a las circunstancias que nos vayamos encontrando.

f. Las situaciones de catástrofe requieren la participación de equipos humanos rotatorios y multidisciplinarios, que deben tener perfectamente protocolizada toda su actividad clínica con el fin de lograr una perfecta y coordinada implicación entre todos los profesionales que participan en situaciones de este tipo.

7. **Indique los problemas sanitarios comunes de las catástrofes y desastres.**

a. Reacciones sociales.
b. Problemas de salud mental.
c. Enfermedades transmisibles.
d. Desplazamientos poblacionales.
e. Falta de albergue y exposición climática.
f. Problemas de alimentación y nutrición.
g. Agua potable y servicios de abastecimiento.
h. Daños a la infraestructura de la salud.

8. **Defina qué es un "gesto salvador" y enumere al menos tres de ellos.**

Los gestos salvadores son maniobras clínicas que de forma rápida y sencilla pueden modificar de forma sustancial el pronóstico de algunas de las víctimas de un siniestro.

A continuación se enumeran los gestos salvadores:

- Maniobra frente-mentón y maniobra de tracción mandibular.
- Apertura de la vía aérea y colocación de cánula orofaríngea.
- Posición lateral de seguridad (PLS).
- Cricotiroidotomía.
- Toracocentesis terapéutica.
- Sellado valvular.
- Vendajes compresivos y torniquetes.
- Canalización de una vía venosa y administración de fluidos de forma precoz.

I Inmovilización de fracturas.
I Adecuada analgesia de la víctima.

9. **Enumere de forma ordenada los pasos a seguir ante el paciente atrapado dentro de la fase de reconocimiento primario y resucitación inmediata.**

    a. Mantenimiento de la vía aérea y control de la columna cervical.
    b. Control de la respiración.
    c. Control de la perfusión y de las hemorragias.
    d. Valoración básica del estado neurológico del paciente.
    e. Desnudar al paciente.

10. **Indique qué cuatro tipos de tarjetas de colores se utilizan para el triaje en el modelo de la Organización Mundial de la Salud (OMS).**

Tarjeta roja: indica primera prioridad de evacuación (pacientes críticos). Estos pacientes requieren tratamiento inmediato y evacuación medicalizada. Una tarjeta roja corresponde a:

I Problemas respiratorios no corregibles "in situ".
I Paro cardiaco presenciado.
I Hemorragias abundantes (más de 1 litro).
I Pérdida de consciencia o conmoción grave.
I Heridas penetrantes (en tórax o abdomen).
I Fracturas graves (pelvis, tórax, cervicales, etc.).
I Quemaduras con afectación de las vías aéreas.

Tarjeta amarilla: segunda prioridad de evacuación. Son pacientes que requieren de un tratamiento precoz y de evacuación no medicalizada. Una tarjeta amarilla corresponde con:

I Quemaduras de 2º grado (con afectación de >30 % superficie corporal).
I Quemaduras de 3º grado (con afectación de >10 % superficie corporal).
I Quemaduras complicadas con otras lesiones (por ejemplo, lesiones de tejidos blandos, fracturas menores, etc.).
I Quemaduras de 3º grado en manos, pies o cara.
I Hemorragias con pérdidas de entre 500 y 1.000 ml.
I Lesiones dorsales con/sin daño de la columna cervical.
I Pacientes conscientes con daño craneoencefálico.

Tarjeta verde: es una tercera prioridad de evacuación. Son pacientes leves que pueden ser tratados de forma diferida y que no precisarán de evacuación o pueden ser trasladados en ambulancias colectivas. Entre las lesiones que se marcarán con una tarjeta verde tenemos:

I   Lesiones y fracturas menores.
I   Quemaduras de 1º grado con afectación <20 % superficie corporal.
I   Quemaduras de 2º grado con afectación <15 % superficie corporal.
I   Quemaduras de 3º grado con afectación <2 % superficie corporal.

Tarjeta negra: se corresponde con pacientes ya fallecidos, o bien pacientes sin pulso o respiración durante más de 20 minutos o que presentan lesiones que hagan imposible las maniobras de resucitación.

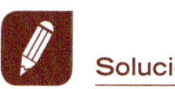

Solucionario Capítulo 4

1. **Seleccione si la siguiente afirmación es verdadera o falsa.**

   Con el término triaje (vocablo derivado del francés "triage") definimos un método utilizado en la medicina de catástrofes para la selección y clasificación de los pacientes en base a las prioridades de atención, dando preferencia a aquellos pacientes con posibilidades de supervivencia de acuerdo a las necesidades terapéuticas y los recursos disponibles. Trata de evitar retrasos en la atención del paciente que empeorarían su pronóstico. El triaje solo debe realizarse en aquellas situaciones en la que los recursos sanitarios disponibles se vean ampliamente superados por el número de víctimas.

   ☑ **Verdadero**
   ☐ Falso

2. **Señale la respuesta correcta en relación a los principios sobre los que se basa el triaje:**

   a. En el triaje la corrección de los defectos anatómicos va a tener prioridad sobre el mantenimiento de la función de los órganos dañados.
   b. El triaje solo diferencia entre aquellos heridos que mediante una intervención sanitaria rápida pueden salvar la vida y aquellos otros con lesiones muy graves que fallecerán independientemente de nuestra actuación.
   c. **Las principales amenazas para la vida de estos heridos serán la asfixia y el *shock* por hemorragia, lo cual deberá ser tenido en cuenta a la hora de priorizar adecuadamente a los heridos.**
   d. Todas las opciones son correctas.

3. **Una característica del triaje es que debe abarcar a todos los afectados, de manera que nadie quede excluido ni que ninguna víctima sea evacuada antes de ser clasificada, sin excepciones de ninguna clase.**

   ☐ Verdadero
   ☑ **Falso**

4. Tradicionalmente, se distinguen cuatro categorías de triaje en función de la prioridad asistencial de la víctima y a cada una de ellas se le asigna un color. En la columna A se recogen los cuatro colores utilizados, mientras que en la Columna B se indica la prioridad asistencial asignada a cada color. Relaciónelos:

COLUMNA A	COLUMNA B
Negro	Cuarta prioridad
Rojo	Primera prioridad
Verde	Tercera prioridad
Amarillo	Segunda prioridad

5. Una herramienta muy útil que permite valorar de forma rápida el nivel de conciencia del paciente es la escala de Glasgow, elaborada por Teasdale en 1974 con el fin de proporcionar un método simple y fiable de registro y monitorización del nivel de conciencia. Si, durante el triaje, la víctima abre los ojos a una orden verbal, localiza el dolor ante un estímulo doloroso y se encuentra hablando aunque desorientada, ¿qué puntuación le correspondería de acuerdo con la escala de Glasgow:

    a. 13
    b. 10
    c. 12
    d. 11

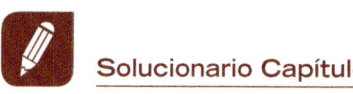

Solucionario Capítulo 5

1. **Señale la respuesta incorrecta en relación a las norias de evacuación:**

   a. La noria es un sistema de evacuación ordenado utilizado en situaciones de catástrofes con múltiples víctimas.
   b. Los vehículos que se emplean en las norias de evacuación pueden ir desde la simple camilla de transporte hasta las ambulancias o los helicópteros.
   c. La primera noria de evacuación va a ser la que actúe en el propio lugar del siniestro, concretamente en el área de salvamento.
   d. Se puede establecer una cuarta noria de evacuación que estará ubicada junto al Puesto Médico Avanzado (PMA).

2. **Seleccione si las siguientes afirmaciones son verdaderas o falsas.**

   a. El puesto de carga de ambulancias deberá estar ubicado en un lugar próximo al Puesto Médico Avanzado (PMA) y bien comunicado tanto con el aparcamiento de ambulancias como con la salida de la zona del siniestro. Su instalación y señalización debe ser precoz para evitar que un gran número de ambulancias acceda a las proximidades del puesto de asistencia sanitaria.

      ☑ **Verdadero**
      ☐ Falso

   b. El objetivo del plan de emergencias externas de un hospital es la organización de una respuesta eficaz ante cualquier tipo de desastre externo, respuesta que deberá estar adaptada a la estructura y a los recursos de cada centro sanitario.

      ☑ **Verdadero**
      ☐ Falso

3. Atendiendo a sus posibilidades asistenciales, es posible distinguir varios tipos de ambulancias. En la Columna A se recogen los distintos tipos de ambulancias de que disponemos, mientras que en la columna B se indican algunas de las características de cada una de ellas. Relaciónelos.

Columna A:	Columna B:
Ambulancia colectiva	Puede transportar hasta 6 personas sentadas y 1 en camilla.
Ambulancia asistencial medicalizable	Puede ser fácilmente equipada para prestar atención sanitaria en ruta por parte de personal sanitario cualificado.
Ambulancia convencional	Tiene capacidad para transportar una persona en la camilla.
Ambulancia asistencial medicalizada	Destinada al transporte de enfermos de alto riesgo que precisen o puedan precisar de asistencia sanitaria en ruta.

4. En el área de socorro la velocidad de las ambulancias estará limitada a una velocidad previamente establecida. Indique la respuesta correcta:

    a. 30 km/h.
    b. 15 km/h.
    c. 20 km/h.
    d. 25 km/h.

Solucionario 6

Aseguramiento del entorno de trabajo para el equipo asistencial y el paciente

Solucionario Capítulo 1

1. En caso de incendio, ¿a cuántos metros como mínimo se tiene que estacionar la ambulancia?

    a. A 75 m.
    b. A 80 m.
    c. A 90 m.
    d. A 100 m.

2. ¿Cuál de los siguientes es un dispositivo de seguridad activa?

    a. Sirena.
    b. Casco.
    c. Guantes.
    d. Rodilleras.

3. Tienen la responsabilidad de señalizar correctamente el lugar de un siniestro...

    a. ... los bomberos.
    b. ... el personal sanitario.
    c. ... la policía.
    d. ... el personal sanitario y la policía.

4. ¿Dónde se debe estacionar la ambulancia cuando se lleve a cabo una actuación en la calzada?

    a. Dentro de la calzada, en el arcén o en la calzada.
    b. Fuera de la calzada, en el arcén o en la calzada.
    c. En el arcén, fuera de la calzada o dentro de la calzada.
    d. El lugar en el que se estacione la ambulancia es indiferente.

5. **Describa las características del panel identificativo de mercancía peligrosa que debe llevar un camión que transporta material de esta clase.**

Los paneles de mercancía peligrosa son rectangulares y de color naranja. En su interior aparecen dos números: el superior indica el peligro (inflamable, corrosivo...) y el inferior, la materia transportada (líquido, gases...).

Solucionario Capítulo 2

1. **Los materiales de descarceración que se deben utilizar ante un accidente de tráfico son:**

    a. Pinzas separadoras, casco y mosquetón.
    b. Gato hidráulico, cojín neumático y arnés.
    c. Mosquetón, arnés y polea.
    d. Pinzas separadoras, cojín neumático y cilindro hidráulico.

2. **El material de protección individual consta de...**

    a. ... manta térmica, casco y arnés integral.
    b. ... cordinos, cuerdas y frontal.
    c. ... manta térmica, placas organizadoras y descensores.
    d. ... mosquetones, descensores y cintas.

3. **Las técnicas básicas de rescate son:**

    a. Técnica de rescate de Rautek y de rescate por descenso.
    b. Técnica de rescate por descenso.
    c. Técnica de rescate horizontal y vertical.
    d. Técnica de rescate por descenso y de rescate horizontal.

4. **¿Cuáles son los elementos básicos de la seguridad pasiva?**

    Los elementos básicos de seguridad pasiva son los siguientes: ropa fluorescente y con reflectantes, calzado de seguridad, casco, guantes, gafas de seguridad y rodilleras.

5. **Seleccione la técnica más adecuada para cada una de las siguientes situaciones.**

    a. Lesionado consciente que tras fuerte traumatismo refiere dolor en fosa iliaca izquierda con deformidad, acortamiento y rotación en miembro inferior izquierdo, así como deformidad en clavícula- hombro izquierdo y se encuentra en zona insegura. **Arrastre con sábana.**
    b. Lesionado con deformidad del brazo derecho. Se queja mucho de dolor. **En muleta con un técnico.**
    c. Lesionado inconsciente con respiración y pulso, situado en sitio seguro. **Posición lateral de seguridad.**
    d. Lesionado inconsciente con respiración y pulso, cerca de un coche que está derramando gasolina. **Arrastre de los hombros.**
    e. Lesionado inconsciente con respiración y pulso, echado sobre el volante de un coche. **Maniobra de Rautek.**
    f. Lesionado consciente, con deformidad en muslo derecho, con mucho dolor. Se encuentra en lugar seguro. **No movilizar.**

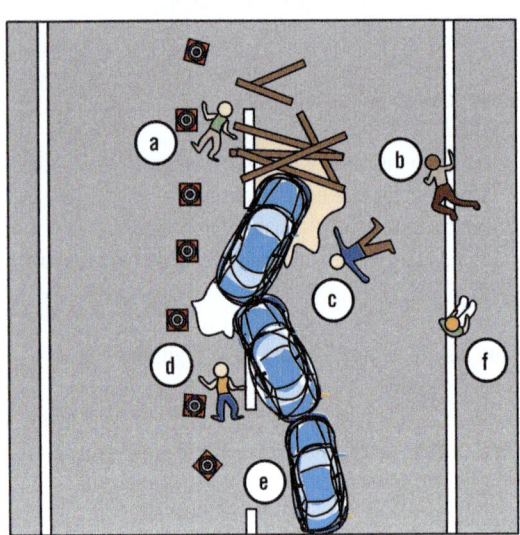

Solucionario Capítulo 3

1. **En condiciones climatológicas adversas de lluvia, nieve, niebla, hielo, etc., ¿a qué velocidad se debe circular?**

    a. A la velocidad máxima permitida para el tipo de vía por la que se circule.
    b. A la velocidad mínima permitida para el tipo de vía por la que se circule.
    c. A la velocidad mínima y precautoria que permita tener siempre el total dominio del vehículo, con atención a la transitabilidad de la vía.
    d. A 50 km/h.

2. **¿Qué medidas ha de tener en cuenta el conductor para mejorar la seguridad en la conducción?**

    ▪ Una frenada suave y a pedaladas cortas, progresivas y sin brusquedad evitará el bloqueo de las ruedas y el consiguiente patinazo en la vía.
    ▪ Anticiparse más de lo que suele hacerse en condiciones normales, aumentando la distancia de frenado por lo menos al doble.
    ▪ Llevar una velocidad más reducida, en especial al aproximarse a curvas, tramos de pavimento empedrados, asfalto brillante, zonas con charcos, hojas caídas de los árboles o barro.
    ▪ Un buen mantenimiento de los neumáticos (dibujo adecuado y presión correcta) hacen que la banda de rodadura se adhiera bien al firme. Un neumático con el dibujo gastado es completamente inseguro, sobre todo, en condiciones de humedad.

3. **Los tipos de accidentes pueden ser:**

    a. Accidentes de tráfico con o sin vehículos prioritarios.
    b. Accidentes simple y no simples.
    c. Accidentes simples, con lesionados y con muertos.
    d. Accidentes de tráfico con o sin daños materiales.

4. Según el artículo 68 del Real Decreto 1428/2003, de 21 de noviembre, los vehículos prioritarios son:

   a. Ambulancia, coche del médico y policía.
   b. Ambulancia, Protección Civil y helicóptero.
   c. **Ambulancia, Protección Civil, bomberos y policía.**
   d. Todas las opciones son incorrectas.

5. Según el Real Decreto Legislativo 6/2015, de 30 de octubre, por el que se aprueba el texto refundido de la Ley sobre Tráfico, Circulación de Vehículos a Motor y Seguridad Vial, los usuarios de las vías que se vean implicados en un accidente de tráfico, lo presencien o tengan conocimiento de él, estarán obligados a:

   a. ... auxiliar o solicitar auxilio para atender a las víctimas, si las hubiere.
   b. ... prestar su colaboración para evitar mayores peligros o daños.
   c. ... señalizar convenientemente el vehículo o el obstáculo creado.
   d. **Todas las opciones son correctas.**

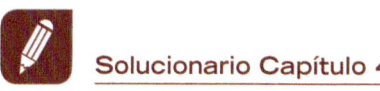

Solucionario Capítulo 4

1. Indique cuál de las siguientes es la Ley de Prevención de riesgos laborales:

   a. Ley 31 /1995, de 18 de noviembre.
   b. Ley 30 /1995, de 8 de noviembre.
   c. Ley 31 /1995, de 8 de noviembre.
   d. Ley 30 /1995, de 28 de noviembre.

2. La función de vigilancia y control sobre el cumplimiento de la normativa de prevención de riesgos laborales corresponde a:

   a. Recientemente, al órgano de seguimiento de cada comunidad autónoma.
   b. Inspección de Trabajo y Seguridad Social.
   c. Consejería de Trabajo y Asuntos Sociales.
   d. Comisión de Vigilancia y Control del Instituto Nacional de Seguridad e Higiene.

3. La posibilidad de que un trabajador sufra un determinado daño en el trabajo se denomina:

   a. Peligro.
   b. Riesgo laboral.
   c. Lesión laboral probable.
   d. Riesgo potencial.

4. La ergonomía tiene como principal objetivo...

   a. ... adecuar la persona a las condiciones de trabajo que realiza, con el fin de evitar o disminuir los factores de riesgo.
   b. ... adaptar el puesto de trabajo a la persona, reduciendo los efectos negativos sobre la salud del trabajador.
   c. ... acomodar la persona a su puesto de trabajo, para disminuir la influencia significativa de las condiciones adversas de seguridad y salud.
   d. ... acondicionar el entorno de trabajo a la persona, exceptuando la elección de equipos de trabajo adecuados, así como los métodos de producción.

5. **La columna vertebral puede realizar múltiples movimientos, como...**

   a. **... flexión, extensión, inclinación derecha e izquierda, rotación y reducción de la columna vertebral.**
   b. ... inclinación lateral solo a la izquierda, rotación solo a la derecha, flexión y extensión.
   c. ... los únicos movimientos que realiza la columna vertebral son de flexión, extensión y reducción.
   d. ... los únicos movimientos que realiza la columna vertebral son de flexión y reducción.

6. **Al levantar y transportar una carga, usted debe...**

   a. ... extender los brazos más de 50 cm para transportar la carga.
   b. ... hacer primero ejercicios de estiramiento y después de calentamiento.
   c. **... la carga siempre debe ir apoyada contra su cuerpo.**
   d. ... al levantar la carga a un estante, hacerlo en un solo movimiento rápido y fuerte.

7. **Explique cada una de las secciones en que se divide la columna vertebral.**

   La columna vertebral está dividida en varias secciones, denominadas:

   I Vértebras cervicales, que son 7 y forman el cuello.
   I Vértebras torácicas, que son 12, comprenden parte del tórax y tienen las costillas unidas a ellas.
   I Vértebras lumbares, que son 5, ubicadas debajo del último hueso torácico y en la región superior del sacro.
   I El sacro, que está compuesto por cinco vértebras fusionadas.
   I El cóccix, que está formado por 3 o 4 pequeñas vértebras fusionadas y forma la última pieza ósea de la columna vertebral.

Solucionario 7
Traslado del paciente al centro sanitario

Solucionario Capítulo 1

1. **Las indicaciones para movilizar a un paciente son:**

   a. **Accidente de tráfico, fuego, violencia y explosiones.**
   b. Fuego y caídas.
   c. Mordedura de perro o gato.
   d. Accidente de tráfico.

2. **De las siguientes afirmaciones, indique cuál es verdadera o falsa.**

   a. Las sillas de evacuación se deben utilizar exclusivamente para pacientes con politraumatismo.

   ☐ Verdadero
   ☑ **Falso**

   b. Las dos clases de sillas que pertenecen al material de movilización son las sillas evacuación o patín y las de ruedas.

   ☑ **Verdadero**
   ☐ Falso

   c. Las sillas de ruedas se pueden utilizar para pacientes con problemas respiratorios.

   ☑ **Verdadero**
   ☐ Falso

   d. Las sillas de ruedas sirven para bajar y subir escaleras y no necesitan ayuda de otro sanitario.

   ☐ Verdadero
   ☑ **Falso**

3. Señale la respuesta incorrecta. Las camillas que se pueden utilizar a la hora de movilizar a una víctima son:

    a. Camilla de lona o rescate.
    b. Camilla de vacío o colchón de vacío.
    c. Camilla de riesgo.
    d. Camilla de lona, rígida y vacío.

4. Las desventajas que tiene la camilla o colchón de vacío son:

    a. Es muy fácil de usar por su tamaño pequeño.
    b. Se puede colocar en superficies dañadas.
    c. Se adapta fácilmente al cuerpo del paciente.
    d. Se deben colocar únicamente en superficies lisas no dañadas, su tamaño duplica el de una camilla normal y no se pueden utilizar en el interior de vehículos.

5. La silla de patín está indicada para...

    a. ... subir escaleras con el paciente y que este no se canse.
    b. ... bajar a los pacientes por las escaleras, teniendo en cuenta el ajuste del cinturón de seguridad.
    c. ... servir de camilla al paciente.
    d. Todas las opciones son incorrectas.

6. Al realizar el traslado de un paciente en camilla, el profesional se situará...

    a. ... detrás de la cabeza del paciente, con los pies por delante.
    b. ... delante de la camilla, siendo indiferente la posición del paciente.
    c. ... de cualquier forma. Es indiferente la posición del profesional o paciente.
    d. ... detrás de los pies del paciente, con la cabeza por delante.

7. ¿Cómo no se debe hacer una movilización del paciente?

    a. Arrastrándolo por encima de la camilla.
    b. Ayudándose con la entremetida.
    c. Elevándole sobre la cama.
    d. Todas las opciones son correctas.

8. A los pacientes graves y conscientes, es conveniente trasladarlos en...

    a. ... decúbito lateral con piernas extendidas.
    b. ... decúbito lateral con piernas flexionadas.
    c. ... decúbito supino con piernas extendidas.
    d. ... decúbito supino con piernas flexionadas.

9. La camilla de palas dispone de...

    a. ... 2 cinturones de seguridad.
    b. ... 3 cinturones de seguridad.
    c. ... 4 cinturones de seguridad.
    d. ... 0 No lleva cinturones de seguridad.

10. ¿Qué pasos debe dar el celador al trasladar un paciente de una camilla a otra?

    a. Tirar al paciente por los tobillos.
    b. Poner al paciente boca arriba.
    c. No pegar los muslos al borde de la camilla.
    d. Los celadores transportistas deberán desplazarse y, a la vez, coordinar el sitio o trayecto establecido para poder llegar a la otra camilla y situar al paciente.

Solucionario Capítulo 2

1. ¿Cuáles son las clases de fractura?

    a. Semicerradas.
    b. Redondas.
    c. Oblicuas y espiroideas.
    d. Circulares.

2. Dentro de los signos y síntomas para diagnosticar una fractura, ¿cuál es correcto?

    a. El paciente presenta cefalea tipo migraña.
    b. El paciente refiere dolor abdominal.
    c. Estreñimiento.
    d. Dolor e impotencia funcional.

3. ¿Cómo se realiza la técnica para valorar el llenado capilar?

    a. Se cogen los dos primeros dedos y se presionan hasta que queden morados.
    b. Se toma el dedo meñique y se pincha con una aguja.
    c. No se debe realizar esta técnica, ya que puede provocar lesiones graves.
    d. Se aprieta el lecho de la uña de cualquiera de los dedos de la extremidad y esta debe recuperar su color rosado en menos de 2 segundos.

4. ¿Qué valora la escala de Glasgow?

    a. El reflejo psicomotor.
    b. El estado de conciencia.
    c. Las pupilas.
    d. El reflejo foto-motor.

5. Los elementos para inmovilizar una extremidad son:

    a. Camilla tenedor.
    b. Férula hinchable.

c. Cámara tetracameral.

d. Férula hinchable y cámara tenedor.

6. El tablero espinal largo está indicado...

a. ... en fracturas de miembros superiores.

b. ... cuando hay sospecha de lesiones de la columna vertebral.

c. ... en fracturas de cadera.

d. Las opciones a y c son correctas.

7. Dentro de los collarines laterales, se encuentran...

a. ... collarín de seguridad pediátrico.

b. ... collarín cervical, rígido y semirrígido.

c. ... collarín de material de colchón.

d. ... collarín de papel de periódico.

8. La técnica de inmovilización que por su dificultad necesita de 5 sanitarios o rescatadores es:

a. La técnica de Thompson.

b. La técnica de vacío.

c. La técnica de volteo.

d. La técnica de puente.

9. Señale la respuesta incorrecta. Dentro de las técnicas de inmovilización con medios de fortuna se encuentran...

a. ... con material de inmovilización cráneo-cervical.

b. ... con material de inmovilización de extremidades superiores e inferiores.

c. ... con material de inmovilización de columna y pelvis.

d. ... con materiales como cuerdas, alambres y objetos punzantes.

10. La silla de patín está indicada para...

    a. ... subir escaleras con el paciente y que este no se canse.

    b. ... bajar a los pacientes por las escaleras, teniendo en cuenta el ajuste del cinturón de seguridad.

    c. ... servir de camilla al paciente, ya que es reclinable.

    d. ... poca cosa. Son muy difíciles de manejar.

Solucionario Capítulo 3

1. La Ley de ordenaciones del transporte terrestre fue aprobada por el Real Decreto...

   a. ... 1211/1990, de 28 de septiembre.
   b. ... 1111/1990, de 03 de septiembre.
   c. ... 2111/1990, de 15 de septiembre.
   d. ... 1001/1990, de 22 de septiembre.

2. Los elementos físicos externos que influyen en el transporte sanitario terrestre o aéreo se ven influenciados por:

   a. Aceleración, desaceleración y frecuencia cardiaca.
   b. Ruido, vibraciones, aceleraciones y helicóptero.
   c. Aceleración, desaceleración, ruido y temperatura.
   d. Todas las opciones son incorrectas.

3. La posición decúbito supino está indicada en las siguientes patologías. Señale la repuesta incorrecta.

   a. Lesiones medulares.
   b. Politraumatizados.
   c. Lesión cervical.
   d. Insuficiencia respiratoria.

4. Las posiciones indicadas para el traslado de pacientes según su patología son:

   a. Decúbito supino, prono, lateral izquierdo, nunca lateral derecho.
   b. *Fowler, semifowler,* sentado y acostado.
   c. Abdomen agudo, *semifowler* y nunca sentado completamente.
   d. Decúbito supino, prono, lateral izquierdo y derecho, ginecológica.

5. En la conducción del vehículo, según la patología, se encuentran algunas indicaciones necesarias a la hora de realizar el traslado del paciente, que también incluyen a los familiares. Identifique la indicación incorrecta.

    a. **Indicar al familiar del paciente que persiga la ambulancia en su coche lo más cerca posible.**

    b. En algunas excepciones, solo en caso de ancianos y niños, se podrá acompañar al paciente en el traslado.

    c. Al transmitir algún tipo de información, se debe cuidar la confidencialidad y la intimidad del paciente.

    d. Se debe adaptar la conducción no solo al paciente, también se han de tener en cuenta la vía, el tipo de vía y el tráfico, entre otros factores.

6. Entre los factores que pueden condicionar cambios en el trasporte sanitario de un paciente, no destacan...

    a. ... frenazos.

    b. ... vibraciones.

    c. ... temperaturas.

    d. **... soportes médicos.**

7. La desaceleración por frenazo puede ocasionar...

    a. **... aumento de la presión arterial.**

    b. ... descenso de la presión arterial.

    c. ... hipotermia.

    d. ... hipotensión.

8. ¿Cuándo no debe emplearse la señal acústica en la ambulancia?

    a. Cuando hay circulación fluida sin densidad de tráfico.

    b. Cuando se adelanta en vías de más de un carril por sentido sin densidad de tráfico.

    c. Cruzando semáforos en verde.

    d. **En ninguno de los casos anteriores debe emplearse señal acústica.**

9. ¿Qué efecto no se produce en la vibración?

    a. Efectos psíquicos (ansiedad).
    b. Destrucción de tejidos.
    c. Apnea.
    d. Dolor torácico.

10. ¿Qué medida de confort se aplicaría en el factor de altitud?

    a. Cuadro hay aumento de presión en sistemas de neumotaponamientos, sondajes y tubos endotraqueales, es aconsejable hincharlos con aire.
    b. Vigilar la presión de las férulas neumáticas de inmovilización o manguitos.
    c. Hay un aumento del aporte del oxígeno.
    d. Todas las opciones son incorrectas.

Solucionario Capítulo 4

1. **La transferencia del paciente se puede realizar de dos formas...**

    a. ... forma individual y forma colectiva.
    b. ... forma colectiva y temporal.
    c. ... forma definitiva e individual.
    d. **... forma temporal y definitiva.**

2. **En el lenguaje radiofónico, se deben respetar ciertas normas, ¿cuáles son?**

    a. Hablar fuerte, claro, lentamente, separando el micrófono unos 5 cm y evitar los silencios prolongados.
    b. Es importante que los dos interlocutores estén ubicados en diferente canal. Si no lo están, ninguno podrá escucharse.
    c. Escuchar atentamente antes de enviar el mensaje, así se evitará interrumpir al receptor.
    d. **Las opciones a y c son correctas.**

3. **Los códigos utilizados en el lenguaje radiofónico son (indique la respuesta incorrecta):**

    a. Codificación de letras.
    b. Codificación de cifras.
    c. **Codificación de vocales.**
    d. Abreviaturas institucionales.

4. **¿Cuáles son los tipos de transmisión de datos?**

    a. Transmisión ofimática.
    b. **Transmisión análoga, guiada y digital.**
    c. Transmisión diferencial.
    d. Transmisión por gravedad.

5. En la valoración continuada del paciente durante el traslado, se debe tener en cuenta...

    a. ... la monitorización de los signos vitales.
    b. ... cambiar de medicamentos cuantas veces sea necesario.
    c. ... realizar cambios de posición del paciente.
    d. ... que nadie debe ir junto con el paciente. Todo el equipo sanitario irá adelante.

6. ¿Qué es el triaje?

    a. Es el triángulo de las constantes.
    b. Es una valoración cefalocaudal.
    c. Es la manera de clasificar a los pacientes dependiendo del grado de severidad en que se encuentran.
    d. Todas las opciones son incorrectas.

7. ¿Cómo debe ser el triaje?

    a. Lo más breve y rápido posible.
    b. Flexible y rápido.
    c. Lo más dinámico posible.
    d. Personalizado, flexible y dinámico.

8. ¿Cuáles son las funciones del profesional?

    a. Estabilización de paciente: la función prioritaria del personal sanitario es estabilizar a las víctimas, atendiendo en primer lugar sus constantes vitales y evitando el agravamiento de posibles lesiones.
    b. Avisar a las autoridades competentes sobre el incidente.
    c. No tiene ninguna función principal definida.
    d. Son los encargados de realizar todo tipo de funciones.

9. ¿Cuál de estas variables no influye en el transporte de órganos?

    a. El tiempo de trasporte.
    b. Exposición a la luz.

   c. Fecha de caducidad del órgano.
   d. Embalaje y etiquetado.

10. ¿Cuáles de los siguientes elementos se podrían utilizar en el embalaje de las muestras diagnósticas?

   a. Recipiente cuaternario.
   b. **Recipiente secundario: recipiente de protección de uno o más recipientes primarios. Tiene que ser estanco y tener un material absorbente suficiente para absorber la totalidad del contenido de los recipientes primarios si se derramaran. Si no hay recipiente terciario, tiene que ir etiquetado con la frase "muestra de diagnóstico" y los pictogramas reglamentarios.**
   c. Recipiente de aleación de aluminio.
   d. Cualquier recipiente, ya sean cajas o vidrios, servirá.

Solucionario 8

Técnicas de apoyo psicológico y social en situaciones de crisis

Solucionario Capítulo 1

1. Uno de los autores más importantes cuando se habla de necesidades humanas es:

    a. Piaget
    b. Vygotsky
    c. Maslow
    d. Erikson

2. "La salud es un estado de completo bienestar físico, mental y social, y no solamente la ausencia de afecciones o enfermedades" es una definición dada por:

    a. La Organización Mundial de la Salud.
    b. El Consejo Superior de Sanidad de la Unión Europea.
    c. Ramon y Cajal.
    d. Todas las opciones son correctas.

3. Indique cuál es la opción falsa si nos referimos a la Personalidad:

    a. La personalidad es distintiva de cada individuo.
    b. La personalidad está influida por las experiencias vitales.
    c. Los rasgos de personalidad se mantienen relativamente estables a lo largo del tiempo.
    d. Está tan estudiada que todos los autores aceptan la misma teoría de la personalidad.

4. Si hablamos de una etapa evolutiva en la que se produce un importante desarrollo del autoconcepto y la autoestima nos estamos refiriendo a:

    a. La etapa preescolar (3-6 años).
    b. La etapa escolar.
    c. La adolescencia.
    d. Todas las opciones son incorrectas.

5. Los mecanismos de defensa de la personalidad pueden ser encuadrados dentro de:

    a. Afrontamiento dirigido al problema.
    b. Afrontamiento dirigido a la solución.
    c. Afrontamiento dirigido a la emoción.
    d. Huída.

6. En la jerarquía de necesidades de Maslow se engloban las siguientes:

    a. Necesidades fisiológicas, de seguridad, de aceptación social y autorrealización.
    b. Necesidades de alimento, casa, trabajo, pareja, amigos y descendencia.
    c. Necesidades fisiológicas, de autoestima y de filiación.
    d. Las opciones a y c son correctas.

7. Si llego tarde al trabajo y me justifico diciendo que todos mis compañeros también son impuntuales estoy utilizando:

    a. Proyección.
    b. Desplazamiento.
    c. Racionalización.
    d. Negación.

8. Una persona que manifiesta una alta ansiedad tras sufrir un accidente:

    a. Es normal dada la situación y posteriormente ese nivel puede decrecer.
    b. La ansiedad puede ayudarla a actuar en ese primer momento rápidamente y llamar al servicio de urgencias.
    c. Si la situación no cambia y sigue con mucha ansiedad tras un largo periodo de tiempo deberá acudir a un profesional.
    d. Todas las opciones son correctas.

9. El optimismo y una actitud positiva puede considerarse...

    a. ... negar la realidad de padecer una enfermedad.
    b. ... un mecanismo de adaptación psicológica ante la vivencia de enfermedad.

c. ... una forma de actuar basada en las creencias religiosas.

d. ... una actitud que dificulta el trabajo de los profesionales sanitarios porque conlleva no tomar el tratamiento prescrito.

10. ¿Cuál es la opción falsa?

a. Las necesidades fisiológicas son las primeras que el ser humano cubre.

b. Existen momentos, como un accidente, en los que la necesidad de supervivencia vuelve a cobrar la mayor importancia.

c. Para algunos autores en la necesidad de autorrealización se encuentra el sentido de la vida.

d. **Los seres humanos van cubriendo sus necesidades dependiendo de la situación pudiendo comenzar por cualquier escalón de la pirámide de Maslow.**

Solucionario Capítulo 2

1. **La comunicación será más adecuada si...**

   a. ... comunicamos el mensaje de la misma forma para todos los receptores, ya sean niños o mayores, técnicos o pacientes, porque la verdad no tiene más que un camino.
   b. ... atendemos exclusivamente a la comunicación no verbal. No es tan importante lo que se dice sino cómo se dice.
   c. ... nos centramos en que no existan barreras en la comunicación como ruido, sin ellas la comunicación debe ser obligatoriamente buena.
   d. **... atendemos a todos los aspectos de la comunicación: mensaje verbal, no verbal, barreras, receptor y respuesta de este. La comunicación está integrada por todos estos elementos y todos deben ser atendidos.**

2. **Los conos y los bastones forman parte de un sentido, concretamente de:**

   a. **La vista.**
   b. El oído.
   c. El gusto.
   d. El olfato.

3. **Señale la opción verdadera en relación a los sentidos.**

   a. El sentido del tacto no sirve para comunicar.
   b. **El gusto puede distinguir cinco sabores: dulce, salado, amargo, ácido y umami.**
   c. El olfato es un sentido totalmente independiente de los demás, es decir, no guarda relación con la recepción sensorial de ningún otro sentido.
   d. Existen cuatro huesecillos en el oído que colaboran con la recepción del sonido, estos son: yunque, martillo, pala y estribo.

4. **Los movimientos corporales, la mirada y las expresiones faciales forman parte de:**

   a. Comunicación verbal.
   b. Paralenguaje.

c. Ámbito proxémico de la comunicación no verbal.
d. Ámbito kinésico de la comunicación no verbal.

5. Un ejemplo de empatía es:

a. Entender lo que le sucede al otro y darle un consejo de lo que debe hacer en consecuencia.
b. Entender lo que el otro piensa y siente, escuchar en silencio pero dándole apoyo y sin juzgarlo.
c. Reconocer que miente porque expresa nerviosismo y no hacerle caso a lo que nos dice.
d. Sentirse tan mal con la tragedia del otro que terminamos llorando y este nos consuela.

6. ¿Cuál de las siguientes habilidades no deben ser entrenadas por un profesional sanitario?

a. Autocontrol.
b. Dominio propio y de la situación.
c. Capacidad de transformación de la situación nueva hacia los valores conocidos.
d. Seguridad en sí mismo y en lo que hace.

7. En una negociación se espera...

a. ... que no gane ninguna parte.
b. ... que solo gane la parte que comienza con la negociación.
c. ... que solo gane la parte que finaliza la negociación.
d. ... que las dos partes ganen.

8. En un equipo interdisciplinar sanitario:

a. Todos realizan todas las tareas repartidas equitativamente.
b. Existe una jerarquía muy marcada entre el médico, enfermero y técnico.
c. El rendimiento es peor cuando se trabaja de forma individualizada.
d. Todas las opciones son incorrectas.

9. ¿Cuál de las siguientes no se corresponde con una conducta asertiva?

    a. **Disculparnos por no hacer algo que no nos apetecía y que no era una obligación nuestra.**

    b. Decir que no a una solicitud de ayuda.

    c. Ser educado en la comunicación con los demás, entendiendo que el otro puede discrepar de nuestro punto de vista.

    d. Mostrarse en desacuerdo con la opinión de un compañero.

Solucionario Capítulo 3

1. ¿Cuál de los siguientes casos no es una emergencia?

   a. El aviso de un posible infarto de un señor.
   b. Un accidente entre un coche y una motocicleta en el casco urbano de la ciudad.
   c. El incendio de un inmueble de tres viviendas.
   d. Una pelea comenzada en un campo de fútbol que trasladada al exterior ha ocasionado más de un centenar de heridos.

2. La reacción de conmoción-inhibición suele ocurrir...

   a. ... en las primeras horas tras una catástrofe.
   b. ... a la semana aproximadamente después de una catástrofe.
   c. ... entre los seis y ocho meses siguientes a una catástrofe.
   d. ... en contadas ocasiones y solo cuando no existe asistencia.

3. Señale la verdadera en relación al pánico.

   a. Es la reacción más normal ante una situación de crisis.
   b. Conlleva una reacción rápida y racional ante una situación de crisis.
   c. Si se controla una reacción individual se puede evitar una reacción en masa.
   d. Cuando comienza no se puede hacer nada por controlarlo hasta que el miedo disminuye por sí solo.

4. ¿Cuáles son los principios de la atención psicológica?

   a. Proximidad, inmediatez, empatía y simplicidad.
   b. Brevedad, inmediatez, expectativas y complejidad.
   c. Brevedad, inmediatez, calidez, expectativas y simplicidad.
   d. Proximidad, inmediatez, calidez, empatía y simplicidad.

5. **Indique cuál es la falsa en relación con los objetivos del apoyo psicológico en una situación de urgencia.**

   a. Dar una atención psicológica inicial, sin aplicar técnicas para prevenir la aparición de secuelas posteriores.
   b. **Llevar a cabo una intervención psicológica que sirva como la primera de una serie de sesiones que un psicólogo realizará *a posteriori*.**
   c. Favorecer la expresión de emociones por parte de los afectados.
   d. Derivar a los profesionales de la terapia psicológica cuando sea necesario.

6. **¿Cuál no es una medida recomendada en la atención psicológica?**

   a. Tranquilizar a la persona.
   b. **Guiar la expresión de los sentimientos.**
   c. Activar los recursos externos.
   d. Potenciar el estilo de afrontamiento propio del sujeto.

7. **¿En qué momento el apoyo psicológico se da a nivel de terapia y no sobre el terreno?**

   a. Periodo precrítico.
   b. Periodo de crisis.
   c. Periodo de reacción.
   d. **Periodo postcrítico.**

8. **El mecanismo de adaptación psicológica propia del periodo precrítico es:**

   a. Negociación.
   b. Minimización.
   c. Sensación de irrealidad.
   d. **Las opciones a y b son correctas.**

9. **Indique de las siguientes cuál no se corresponde con los síntomas de un ataque de pánico o crisis de ansiedad.**

   a. Hiperventilación.
   b. Presión en el pecho.
   c. **Fuerte dolor de cabeza.**
   d. Miedo a morir.

10. ¿Cuál de estas funciones son parte de la labor psicosocial?

    a. Mantener informados a los afectados.
    b. Asegurarse la provisión de agua.
    c. Solicitar ayuda a nivel gubernamental.
    d. Proveer alimentos a los damnificados.

Solucionario Capítulo 4

1. **Cuando en una situación de crisis nos referimos a los intervinientes estamos hablando de...**

    a. ... los afectados heridos.
    b. ... los afectados no heridos.
    c. ... los testigos.
    d. ... los profesionales.

2. **Marque cuál de estos efectos fisiológicos no están relacionados con el estrés.**

    a. Aumento de glucosa en sangre.
    b. Liberación de adrenalina.
    c. Vasoconstricción periférica.
    d. Bradicardia.

3. **¿Qué situación es, en principio, más ansiosa?**

    a. Herida leve de un niño.
    b. Atención a víctima de maltrato y/o abuso sexual.
    c. Falsa alarma de un infarto de corazón.
    d. Traslado de una parturienta.

4. **Marque cuál de los siguientes no es uno de los objetivos principales del apoyo psicológico.**

    a. Que los usuarios superen los efectos emocionales sufridos por verse involucrados en una catástrofe.
    b. Que los afectados puedan volver a su vida normal lo antes posible, tanto a nivel físico como psicosocial.
    c. Que los profesionales manejen el estrés pudiendo mantener un servicio rápido y eficaz tras el suceso.
    d. Ofrecer terapia psicológica a los afectados que lo necesiten tras el suceso.

5. El estrés es:

    a. Beneficioso para el ser humano.
    b. Perjudicial para el ser humano.
    c. Beneficioso o perjudicial, depende del grado.
    d. Ni beneficioso ni perjudicial, ya que no tiene ninguna consecuencia en el ser humano.

6. El TEPT se diferencia del TEA (Trastorno de Estrés Agudo) en:

    a. Tiempo desde que sucedió la situación traumática hasta que aparecen los síntomas.
    b. Sintomatología.
    c. Gravedad en los síntomas.
    d. Son dos denominaciones de la misma patología.

7. La traumatización vicaria se refiere a:

    a. El proceso por el los profesionales se estresan con su labor.
    b. Experimentación del profesional de la vivencia traumática de los pacientes.
    c. El estrés colectivo de todo un grupo de profesionales de la salud.
    d. Todas las opciones son incorrectas.

8. La resiliencia forma parte de una perspectiva psicológica denominada:

    a. Psicología social.
    b. Psicología terapéutica.
    c. Psicología positiva.
    d. Psicología experimental.

9. En relación al *burnout* marque el elemento clave en la descripción de la consecuencias psíquicas:

    a. Agotamiento.
    b. Escepticismo o despersonalización.
    c. Ineficacia.
    d. Impotencia.

10. El *mindfulness* es:

    a. Un arte marcial.
    b. Una práctica derivada del hinduismo.
    c. Una invención occidental.
    d. Un trabajo activo del momento presente.